하루 3분,
수면
혁명

하루 3분, 수면 혁명

ⓒ 최상용, 2014

초판 1쇄 발행 2014년 2월 25일
초판 4쇄 발행 2017년 1월 16일

지은이 최상용
펴낸이 이기섭
편집인 김수영
기획편집 오혜영 이미아 최선혜
마케팅 조재성 정윤성 한성진 정영은 박신영
경영지원 김미란 장혜정

펴낸곳 한겨레출판(주) www.hanibook.co.kr
등록 2006년 1월 4일 제313-2006-00003호
주소 서울시 마포구 효창목길 6(공덕동) 한겨레신문사 4층
전화 02)6383-1602~3 **팩스** 02)6383-1610
대표메일 happylife@hanibook.co.kr

ISBN 978-89-8431-790-1　13510

- 값은 뒤표지에 있습니다.
- 파본은 구입하신 서점에서 바꾸어 드립니다.

하루 3분,
수면 혁명

수면명상전문가 최상용 박사의 숙면 실천법

■ 들어가는 글

잠자기 전 3분,
누구나 '잠의 마법'에 빠질 수 있다

  도시에 사는 현대인에게 느림의 미학이 사라진 지는 이미 오래다. 특히나 빛의 속도로 빨라진 정보화시대에 발맞추려는 요즘 사람들은 손발을 움직이는 몸 운동보다는 머리를 쓰는 일이 갈수록 증가하고 있다. 밤낮으로 브레인 증후군에 직면하다 보니 생체 에너지를 재충전하기 위한 수면시간도 부족할 뿐 아니라 불면증에 시달리는 사람들도 날로 증가하는 추세다. 이는 현대인의 건강에 심각한 문제를 초래하고 있다.
  당신은 지금껏 살아오면서 몸과 마음의 건강을 위해 다양한 운동법을 소개받고, 시도해왔을 것이다. 하지만 얼마나 오랫동안 지속하여 왔는지, 그 성과는 어땠는지에 대해 스스로에게 물어본다면 만족할 만한 답을 선뜻 꺼내기는 쉽지 않다. 왜 이러한 현상이 빚어졌는지 고민해본 적은 있는가! 가장 먼저 떠오른 핑계는 바로 '시간'과 '장소'일 것이다.

그렇다면 시간과 장소에 구애받지 않고 매일 밤 잠자리에서 손쉽게 행할 수 있는 심신계발법이 있다면 어찌하겠는가! 이 책에서 소개할 '잠의 마법'이란 잠자는 시간을 통해 심신의 이완과 함께 건강을 지키고 자기계발은 물론 스스로 자신을 치유할 수 있는 수면명상법이다. 최소 3분이면 된다.

필자는 오랫동안 잠에 대해 관심을 갖고 수면의 메커니즘에 대해 연구를 해왔다. 수면현상은 왜 일어나는지, 수면은 심신에 어떠한 영향을 미치는지, 어떻게 하면 깊은 수면을 취할 수 있는지에 그치지 않고, 누구나 취하는 하루 8시간 내외의 수면시간을 활용해 심신수련의 한 수단인 잠의 마법을 펼칠 수 있게 발전시킬 수 있었다.

우리 몸의 명령체계인 대뇌와 소뇌 그리고 뇌간의 유기적인 관계를 안다면 결코 잠의 중요성을 소홀히 할 수는 없을 것이다. 대뇌나 소뇌가 의식적인 여러 활동이나 조절에 관계하는 데 비해 뇌간은 무의식적이면서 본능적인 활동, 예를 들자면 생명 유지를 위해 필수적인 호흡이나 체온, 혈압 조절과 같은 내장 기능의 중추 역할을 한다. 그런 점에서 뇌간은 생명을 유지하고 살아가는 데 필수적인 기관이고, 대뇌와 소뇌는 보다 잘 살아가는 데 도움을 줄 수 있는 서브구조라 할 수 있다.

뇌간은 직접적으로는 우리의 의지가 반영되지 않는 생명 중추의 소프트웨어라 할 수 있다. 달리 말하면 뇌간은 대뇌와 소뇌에서 전달되어 오는 모든 정보를 좋든 싫든 취사선택 없이 그대로 반영한다. 원시적인 뇌라 할 수 있는 뇌간은 대뇌와 같이 시시비비를 가려내거나 상상력을 동원할 수 없다. 다만 대뇌와 소뇌에서 받은 정보를 받아 그대로 수행할 뿐이다. 즉, 갑자기 무서운 생각을 대뇌에서 일으키면 그 정보에 대한 사실 여부와 상관없이 그대로 받아들여 자율신경의 교감신경을 통해 전신에 전달, 긴장의 결과인 닭살을 돋게 한다. 최면은 바로 대뇌와 뇌간의 이러한 역학관계를 이용한 거짓 작전인 것이다.

이러한 대뇌와 뇌간의 역할을 이용하여 매일 밤 입면의식 때 '잠에 마법'을 걸어 뇌간의 치유력을 발동한다면 놀라운 결과를 이끌어낼 수 있다. 우리 인체는 수면 시에 몸의 휴식을 위해서는 램 수면(얕은 수면)을, 뇌의 휴식을 위해서는 비램 수면(숙면)을 교대로 취한다.

즉, 꿈을 꾸는 램 수면 상태에서는 잠재의식에 내장된 정보를 얻을 수 있다. 상대성이론으로 유명한 아인슈타인 Albert Einstein은 풀리지 않는 의문에 대해 잠자기 전 문제 제기를 하여 램 수면을 통해 유용한 정보를 얻었고, 러시아의 유명한 화학자 멘델레예프 Dmitri Mendeleev가 원소주기율표를 완성한 것도 잠을 통해서였으며, 만유인력의 법칙을 발견한 뉴턴 Isaac Newton 역시 난해한 수학문제를 잠을 통해 해결했다면 믿을 수 있겠는가. 세계 10대 부호 중 한 사람이 된 홍콩의 리자청 李嘉誠이 성공가도를 달릴 수 있었던 것도 잠자리에서 가졌던 자신만의 잠의 마법이 있었기에 가능한 것이었다.

 또한 대뇌와 소뇌가 잠든 비램 수면 상태에선 뇌간의 복구 및 리셋 프로그램을 통해 오장육부의 조화와 신체 기능의 회복을 도모할 수도 있다. 건강회복을 위해선 숙면이 꼭 필요한 이유다.

 잠의 마법은 누구나 손쉽게 숙면을 유도하고 자가 치유력을 높이는 명상법이다. 숙면을 위한 이완법, 온몸으로 대우주의 에너지를 호흡하는 종식법, 그리고 이미지를 통해 자신을 힐링하는 존사법을 동원한다면 자기계발은 물론 영성을 업그레이드시킬 수 있다.

 중요한 사실은 이러한 잠의 마법을 누구나 할 수 있다는 것이다. 특별한 장소를 찾아 헤매거나 없는 시간을 쪼개야 하는 것도 아니다. 매번 잠자리에서 실행할 수 있으니 마음만 먹으면 별다른 준비 없이 손쉽게 시작할 수 있다. 무엇보다 몸과 마음의 수고로움에 비해 그 성과는 깜짝 놀랄 만큼 크다. 이제부터 함께 잠의 마법의 세계에 들어서보자.

최상용 박사의 〈3단계 수면명상법〉 다운로드 안내

수면명상을 원만하게 수행하려면 몸의 이완이 중요합니다. 늘 가까이 두고 활용할 수 있도록 간단 이완법, 상세 이완법, 종식법을 음성 파일로 제작하였습니다. 스마트폰 혹은 컴퓨터에 저장하여 수행할 때마다 활용해보세요. 이 파일은 저자 블로그에서 다운로드 가능합니다.   **옛글의 향기와 삶** http://choisy1227.blog.me

■ 차례

■ 들어가는 글   5

1. 잠은 치유의 시작이다

01 잠, 잘 자고 있습니까   15
02 잠에 마법을 걸어라   20
03 잠의 마법은 어떻게 탄생했는가   26
■ 왜 진단은 나귀에서 떨어지며 파안대소했을까!   32
04 잠의 마법이란 무엇인가   35
05 불면증을 넘어 숙면으로 이끄는 잠의 마법   42
■ 숙면을 위한 여름과 겨울철 식사와 건강관리법   48
06 미래를 만드는 심신수양법   55

2. 하루 3분, 잠의 마법에 빠져라
기본법칙

01 밤 11시에서 새벽 2시에는 꼭 자야 한다   63
- 취침과 기상시간, 옛사람들은 계절에 따라 조절하였다   67

02 머리 방향은 북쪽을 향하라   72
- 쾌적한 잠자리를 위한 선인의 지혜   80

03 잠들기 전에 간절하게 소망을 기원하라   84

04 비램 수면에서 심신을 변화시키자   91

05 잠자기 전 3분의 마법, 자신만의 입면의식을 거행하라   97

3. 잠의 마법 준비하기
이완법

01 마음을 평화롭게 하는 긴장 해소법   103

02 몸 전체를 이완하는 간단 이완법   108
- 정신집중이 안 되고 마음이 불안할 땐 악고를 하라   111

03 효과적인 이완을 위한 몸 구조 익히기   113

04 몸의 모든 기관을 마음으로 바라보는 상세 이완법   129

4. 잠의 마법 시작하기
호흡법

01 나에게 맞는 호흡법을 찾아라   141
- 백의민족에는 어떤 의미가 담겼을까?   148

02 현대인에게 꼭 필요한 종식법   151

03 발로 호흡하면 손발과 온몸이 훈훈해진다   156
- 수행의 핵심, 하단전은 어디인가   161

04 발과 온몸으로 호흡하는 종식법 따라하기   168

5. 몸에서 마음까지,
내 삶이 바뀌는 뇌간 치유 수면명상법

01 마음으로 몸과 소통하고 대화하는 존사법·존상법   181
- 기가 막히면 아프고 고통스럽다   191

02 잠의 마법을 통한 다섯 가지 자가 치유법   195

03 이른 아침, 몸속의 독소를 배출하라   212
- 먹는 것에 목숨 걸지 말자   217

04 뇌를 깨우는 마사지법   220

- 닫는 글   229

1
잠은 치유의 시작이다

잠은 소중한 시간이다.

잠은 죽어 있는 시간이 아니라

우리 몸을 가장 빠른 시간 내에 회복시키는 축복의 시간이다.

이 장에서는 잠의 마법은 어떻게 탄생했고, 잠의 마법은 무엇인지,

그리고 숙면이 왜 강력한 치유수단이 되고,

잠의 마법이 어떻게 자기 혁명의 수단이 될 수 있는지를 알아보자.

01

잠, 잘 자고 있습니까

우리는 평균 인생의 3분의 1을 잠자는 데 할애한다. 나이 서른이면 10년을, 육십이면 20년을 잠을 자고 있다니 '너무 아깝다'는 사람도 있을 것이다. 수면시간을 줄이고 또 줄여 활동시간을 늘려야만 성공하는 삶을 살 수 있다고 입버릇처럼 말하는 사람 또한 많다. 그러나 수면 연구가들은 수면시간을 줄일 경우 치러야 할 대가가 만만치 않음을 경고하고 있다.

 일시적으로 수면시간이 부족할 경우 집중력 저하와 함께 우울증이나 짜증, 조급증, 분노감을 초래하기도 한다. 만성적일 경우에는 심리적인 원인으로 인한 두통이나 소화불량은 물론 긴장과 불안감에 휩싸이기 쉽다. 이로 인해 심각한 심신의 부조화를 일으켜 생명력을 단축시키기도 한다.

생명력 복구의 시간, 잠

잠은 건강을 지키기 위한 생명력 보존의 수단이다. 시카고 대학의 앨런 레치 세픈 Alan Latch Cefn 박사는 실험용 쥐가 잠이 들려고 하면 회전하는 턴테이블에 올려 수면을 방해했다. 그러자 쥐는 3주 만에 죽고 말았다. 인간이라고 다를까! 고문 중에서도 잠을 못 자게 하는 것만큼 잔인한 게 있을까! 수면시간을 줄이는 것만큼 건강을 해치는 일도 없을 것이다.

잠을 제대로 자지 못하면 뇌의 합리적 판단 기능이 떨어지고 원시적인 욕구 등이 활성화돼 비만해지기 쉽다는 연구결과도 있다. 캘리포니아 대학 신경과학교수 매슈 워커 Matthew Walker 박사 연구팀은 "잠이 부족하면 사리를 판단하고 결정하는 뇌의 가장 중요한 부위인 전두엽의 기능이 둔화되는 반면 원시적인 욕구, 감정, 동기 등을 관장하는 편도체의 활동이 크게 활성화된다"며 폭식을 유발해 비만의 한 원인이 된다고 밝혔다. 반면 숙면을 취했을 경우엔 집중력이 좋아지고 면역력이 강해져 자연 치유력이 증가한다.

잠이란 살아 있는 모든 생명체에게 주어진 생명력 복구의 시간이다.

깊은 잠이나 편안한 이완 상태에서만 원시 뇌라 할 수 있는 뇌간에 내장되어 있는 복원 프로그램이 가동되기 때문이다. 깨어 있을 때는 오랜 시간 동안 생존을 위해 심층의식에 각인되어 온 경계의 심리가 가동되기 때문에 비축된 에너지를 쓰기에 바쁘다. 그렇기 때문에 양질의 수면시간이 확보되지 않고서는 자연적으로 이루어지는 치유의 효과를 기대하기는 어렵다.

...
불면증이 급증한 현대인, 건강의 적신호가 켜지다

'잠이 보약'이라는 경구는 동서양을 막론하고 통념이 된지 오래다. 주위를 둘러보면 불면으로 고통받는 이들이 너무 많다. 불면의 원인은 무엇일까? 혈액순환의 관점에서 보자면, 말초신경이 모여 있는 손발까지 기혈순환이 이루어지지 않은 수족냉증이 한 원인이다. 손발이 차다는 것은 우리 몸의 주인인 마음이 온통 머리에만 집중되어 일어나는 현상이다. 달리 말하면 상기증이다. 현대인의 생활시간 대부분이 머리로 해결해야 하는 일에 투입되기 때문이다. 과거의 주를 이루었던 손발을 활용하는 직업보다는 머리를 싸매야 하는 직업이 크게 늘어 브레인 증후군이 증가한 탓이다. 그래서인지 최근 들어 불면증으로 고생하는 사람이 급증하고 있다.

이러한 후유증은 잠자리까지 파고든다. 마음을 비우고 낮에 있었던 일들도 잠시 잊어버리자며 잠자리에 눕지만 가슴에 쌓인 오욕칠정의 감정이 머릿속을 헤집고 다니니 쉬 잠들지 못한다. 그렇다면 방법은 없는가!

　숙면을 취하기 위한 전제조건은 '긴장의 완화'다. 신체의 특정 부위가 긴장이 되었다는 것은 마음 또한 상응하게 긴장되어 있는 것이며, 잠자리에 들었는데 잡념이 끊이지 않는 것 또한 긴장이 풀리지 않았다는 증거다. 특히 손발이 차갑다는 것은 울체된 스트레스적 요소가 뇌리 속에 잔존하여 잡념을 일으키기 때문에 열기 또한 머리 쪽으로 몰리게 되는데, 이러한 상태에서는 깊은 잠을 잘 수가 없다.

　우리 인체는 해가 뜨고 지는 시간에 자연스럽게 리듬을 맞춘다. 해가 떠올라 햇빛을 받게 되면 뇌간의 송과체에서 수면을 유발하는 멜라토닌이라는 호르몬의 분비가 억제됨과 동시에 인체에 활력을 주고 기분을 고양시키는 세로토닌의 분비가 촉진된다. 그 결과 신체는 밤과 낮을 구분해주는 태양의 주기, 즉 일조량의 직접적인 영향을 받게 된다. 바쁜 도시인은 자연스런 햇빛에 노출되는 시간이 극히 제한적이다. 해가 뜨기도 전에 집을 나섰다가 햇빛을 볼 수 없는 실내에서 대부분의 시간을 보낸 후 해진 뒤에 귀가하는 경우가 다반사다. 이러한 환경에선 자연스레 불면증이나 우울증에 걸릴 확률도 높아진다.

　잠은 우리 몸과 마음의 새로운 창조를 위한 휴식일 뿐만 아니라 경우에 따라서는 강력한 복구수단이 될 수도 있음을 실현하는 것이 수면

시간을 활용한 잠의 마법이다. 따라서 잠은 아무것도 하지 않는 죽은 시간이 아니라 하루를 시작하는 소중한 시간이다. 대부분의 사람은 하루 일과를 마치고 피곤함에 지쳐 아무런 의식(?)도 없이 쓰러지듯 잠 속으로 빠져드는 게 다반사인 것 같다. 수면시간을 그저 하루 일과 중의 맨 끝에 배정된 의미 없는 통과의례처럼 여기는 것이다.

내 몸을 치유하는 축복의 시간, 잠의 마법

대부분의 사람은 하루 일과를 마치고 집으로 돌아와 잠자리에 드는 것을 하루의 마침으로 여긴다. 이제부터는 잠자리가 하루의 시작이라고 생각해보자. 정성스럽게 입면의식을 하고 잠의 마법을 시행하는 것이다. 잠은 죽어 있는 시간이 아니라 우리 몸을 가장 빠른 시간 내에 회복시키는 축복의 시간이 될 수 있음을 몸과 마음으로 깨달을 수 있을 것이다.

　잠의 마법은 숙면은 물론 대뇌와 뇌간의 관계성을 이용해 자가 치유력을 높이는 수면명상법이다. 어떠한 운동법보다도 간단하게 마음을 운용하여 잠자는 시간을 활용하는 방법이다.

02

잠에 마법을 걸어라

당신에겐 하루 24시간 중 어느 때가 가장 성스럽고 소중한 시간인가. 신선한 공기를 마시며 하루를 시작한다고 여겨온 새벽이나 아침인가? 아니면 식사시간이나 하루 일과를 마치고 귀가하는 시간인가? 나는 잠자리에 드는 저녁시간이다.

  나의 하루는 잠자리에서부터 시작된다. 요즘에는 이 시간을 기다리는 것이 사랑하는 연인을 마주하는 것처럼 설렐 정도다. 나만의 의식, 잠자기 전에 마법을 걸 수 있는 하루 중 가장 성스러운 시간이 다가오기 때문이다.

잠자는 시간이 기다려지는 이유

먼저 가볍게 샤워를 하거나 손발을 씻고 편안한 옷차림으로 잠자리에 드는 것만으로 의식의 준비는 끝이다. 하루의 시작이기 때문에 지나간 일에 대한 생각은 지워버리고 오직 다가오는 시간만 염두에 두고 편안하게 눕는다. 그리고 잠자기 전에 하는 나만의 입면의식, 즉 몸과 마음의 평안을 위한 소원을 담아 마음속으로 주문을 걸듯 읊조린다.

다음엔 눈을 감고 손발이 차가운지 따뜻한지 먼저 살펴본다. 차가우면 발목 아래의 느낌에 3분가량 마음을 집중한 뒤 복부를 바라보며 심호흡을 세 번 한다. 그리고 머리에서부터 척추와 다리까지 몸의 각 부위를 물 흐르듯 바라보고 이어 눈, 코, 귀, 입에서부터 몸의 장기를 차례로 바라보며 편안하게 이완한다.

이어서 말초신경이 몰려 있는 발바닥 중앙의 용천혈에 코가 있다고 생각한 뒤 마음을 집중하며 들고나는 호흡을 바라본다. 처음에는 채 20호흡을 바라보기도 전에 깊은 잠 속으로 빠져들었는데, 요즘에는 고요한 상태로 두세 시간을 평화롭게 바라볼 수 있다. 그러니 어찌 이 시간이 기다려지지 않겠는가!

중요한 사실은 이러한 잠의 마법을 누구나 실행할 수 있다는 것이다. 특별하게 장소를 찾아 헤매거나 없는 시간을 쪼개야 하는 것도 아니다.

매번 잠자리에서 실행할 수 있으니 마음만 먹으면 별다른 준비 없이 손쉽게 시작할 수 있다. 무엇보다 몸과 마음의 수고로움에 비해 성과는 깜짝 놀랄 만큼 크다. 이러한 잠의 마법은 지난 20여 년 동안 수많은 수행법을 몸소 겪어본 끝에 얻어낸 값지고 축복된 선물이다. 이제 이 책을 통해서나마 많은 사람에게 알릴 수 있음에 그저 기쁠 따름이다.

...

잠의 마법을 통해 고통에서 탈출하다

잠의 마법을 체득한 것은 한때 겪은 육체적·정신적 고통에서 헤어나려는 나의 간절한 소망이 있었기 때문에 가능했다. 지난 삶을 돌아보면 가장 기운차게 살아야 할 20대가 내 인생에서는 암흑기나 다름없었다. 민주화의 열풍이 불어 닥친 80년대에 대학을 다닌 사람들이 다 그러했겠지만, 나에게는 엄청난 육체적 고난과 정신적 충격을 안겨준 시기였다. 투옥과 고문으로 심신이 지칠 대로 지쳐 있던 나로 인해 엄청난 충격을 받으신 아버님의 갑작스런 죽음 또한 졸지에 6남매의 가장이 돼버린 나를 더욱 벼랑 끝으로 몰아붙였다. 그때 겪었던 육체적 아픔과 정신적 피폐가 가져다준 트라우마는 오랫동안 나를 괴롭히며 가슴속 깊은 곳에 똬리를 튼 채 나를 붙잡고 있었다. 그 고통에서 잠시나마 벗어날 수 있는 길은 오직 술뿐이었다. 술에 취하지 않고는 사람들과 원만히 지낼 수도, 웃음을 머금을 수도, 앞날에 대한 희망을 가질 수도 없는 불안한 나날의 연속이었다. 그러다 보니 맨 정신으로는 잠을 잘 수도 없었고, 어쩌다 술에 취하지 않는 날에는 뜬눈으로 지새우기 일쑤였다. 어둠이 내리는 밤이 두렵기까지 하였다. 나의 20~30대는 쉴 사이 없이 찾아드는 고통이 몸과 마음을 지배했다고 해도 과언이 아니다.

깊은 수렁과도 같은 고통의 늪에서 헤어 나올 수 있었던 것은 40대에 들어서면서였다. 바로 내 자신을 성찰하고 분노와 불안을 삭여낼 수 있었던 잠의 마법을 터득하고부터였다. 나만 혜택을 입은 건 아니다. 한때 언론에 몸담았던 친형제처럼 가까운 후배가 있었다. 그는 국내외를 넘나들며 저명한 의사는 물론 일가를 이룬 수련인, 심지어는 명성을 떨친 무속인과 재야 의학자들을 인터뷰 대상으로 삼아 기사를 쓰던 기자로, 자칭 타칭 '도사'로 불릴 정도였다. 그는 젊은 시절부터 B형 간염을 앓고 있었는데 여러 사람들을 취재하며 자신의 몸에 대한 조언을 구하고 진귀한 약재를 복용하는 것으로 나름 위안을 삼고 있었다. 그런데 어느 날 불안한 목소리로 전화를 걸어왔다. 아마 2004년 여름쯤이었을 것이다.

"형! 며칠 전부터 배가 부풀어 오르고 속도 더부룩한 게 영 기분이 개운치 않은데, 왜 그러지?"

직감적으로 불안한 마음이 들었다. 만나보니 뱃속에 물이 가득 찬 상태였다. 병원에서 정밀진단을 받았는데, 간경화가 악화되어 비장까지 부을 대로 부어 별달리 손을 쓸 수 없는 지경에 이르고 말았다는 것이다. 담당의사는 1년을 넘기기도 어렵다며 엄포 아닌 엄포를 놓았다. 그는 한 달여간 입원하여 복수를 빼고 기본적인 약물을 처방받았다.

마침 근무하고 있던 연구소에 필요한 책을 집필할 일도 있어 핑계 삼아 40일의 휴가를 얻었다. 식사를 맡아주실 그의 어머니와 셋이서 강원도 산골의 펜션을 요양지 겸 잠의 마법을 전수할 장소로 선택했다. 웬만한 수련법은 익히 알고 있던 그였지만 처음에는 쉽지 않았다.

심각한 질병에 노출되다 보니 손발은 차가웠고 먹는 것도 시원치 않았다. 먼저 소화력과 면역력을 기르기 위해 독성이나 약성이 약한 음식물을 위주로 소식하게 하였고, 낮에는 손발을 따스하게 할 목적으로 걷기와 가벼운 체조라 할 수 있는 도인법을 하면서 잠의 마법을 익힐 준비를 하였다. 비가 오면 무릎까지만 따뜻한 물에 담그는 족욕을 통해 상기된 열을 내렸다. 손발이 차가우면 마음집중도 안 될 뿐더러 숙면을 취할 수 없기 때문이다. 우리는 그렇게 낮에는 산책과 체조를 통해 몸의 긴장을 해소했고, 밤에는 잠의 마법을 익히며 보냈다. 시간이 흐를수록 거무스레했던 얼굴색이 점차 밝아지기 시작했다. 마법이 통하고 있었다. 24시간 내내 잠의 마법을 위해 하루를 보낸다고 할 만큼 심혈을 기울였다. 그렇게 40일을 함께 보냈다.

그는 일상으로 복귀해서도 매일 밤 잠의 마법을 정성스럽게 시행했고, 1년의 휴직기간을 통해 몸을 회복하여 다시금 언론인으로 돌아갔다. 10여 년이 지난 지금도 그는 매일 밤 잠의 마법을 통해 건강을 유지하고 있을 뿐만 아니라 심신수련도 상당한 경지에 올라섰다.

숙면에 이르는 법 그리고 내 몸을 치유하는 법

나는 지난 20여 년 동안 숱한 사람들을 만나왔다. 대부분 깊은 병에 걸렸거나 온갖 병마에 시달리는 사람이었다. 병원을 전전하다가 현대의학으론 도저히 해결하지 못한다는 진단을 받은 후 수소문 끝에 나를 찾아온 경우도 적지 않았다. 그들은 대부분 병이 깊어질수록 잠 못 자는 고통을 호소했다. 그들을 보면서 안타까운 마음이 들었다. 어떻게 하면 그들이 편안해질 수 있을까. 나 역시 비슷한 고통을 겪어온 동병상련의 마음이 어떻게 하면 잠을 잘 잘 수 있을까 하는 방법에 대한 관심을 촉발시켰고, 연구와 수련을 거듭한 끝에 숙면에 이르는 법에서 한 걸음 더 나아가 '잠의 마법'이라는 심신수양법을 세상에 내놓을 수 있게 되었다.

누구나 잠들기 전 자신이 이루고 싶은 자신만의 꿈을 마음으로 상상하며 그려보는 것만으로도 놀라운 효과를 얻을 수 있는 것이 바로 잠의 마법이다.

—
03

잠의 마법은 어떻게 탄생했는가

잠의 마법을 탄생시키기 위한 본격적인 공부가 시작된 것은 불혹에 들어서였다. 젊은 시절 겪었던 트라우마에서 벗어나기 위해 동양의학은 물론 참선이나 명상, 기공수련 등에 매진했다. 그러나 아쉬움은 여전했다. 10년이 넘게 기존의 행법으로 몸과 마음수련을 해봐도 내면 깊숙이 간직된 트라우마가 토해내는 두려움과 불안은 쉽사리 해결되지 않았다. 이를 해결하기 위해서는 보다 체계적이고 깊이 있는 공부가 절실했다.

그래서 수소문 끝에 원광대학교 동양학대학원의 기공학과 문을 두드리게 되었다. 그곳에 입학한 후 그동안 내가 생각했던 것보다 폭넓은 학문세계가 있음을 절감했다. 특히 몸과 마음의 유기적인 상관성에 관심이 갔다. 고대인은 우리 인체를 소우주라 여기고 몸 공부의 중요성을 강조했다는 것이 너무나 매력적으로 다가왔다. 그때부터 동서양의 의학적인 인체 생리·병리현상의 이해와 더불어 몸의 주인이라 할 수 있는 마음에 관한 다양한 경전과 서적들을 탐독하였다. 지금도 그렇지만 지속적인 나의 화두는 소우주인 몸을 통해 어떻게 삶의 지혜를 얻는가에 있다. 아마도 죽는 순간까지 그 공부는 계속될 것이다. 동양의학의 가장 오래된 서적인《황제내경黃帝內經》을 비롯한 수많은 동양 경전들이 공부의 지침이 되었고, 때때로 혼란에 빠뜨리면서 더 깊은 공부로 나아가도록 나를 채찍질했다. 그럴 때면 우주의 변화원리를 제시한《역경易經》이나 천문학 관련 서적에서 도움을 받기도 했고, 양자역학이나 M이론과 같은 신과학적 물리학 이론을 통해 상상력을 키우기도 했다.

특히 서울대학교 한의물리학교실(소광섭 교수)에서 첨단기기를 동원하여 인체의 전기와 자기의 에너지장 및 경락의 존재 여부, 바이오포톤에 관해 연구를 할 수 있었던 몇 년은 기공학 공부에 많은 도움이 되었다. 이후 보다 깊은 공부의 필요성을 절감하며 박사과정에서 동양학의 핵심 논제인 기학氣學을 공부하였다. 도가의《도덕경道德經》,《장자莊子》는 물론 유가의 사서삼경, 불가의 경전들이 많은 지식과 함께 '기氣'에 대한 영감을 불러일으켜 주었다. 나의 가장 큰 스승이었던 셈이다.

잠자는 신선, 희이 진단

이러한 과정에서 나를 잠의 세계로 이끈 사람이 있었으니, 바로 당말 오대 북송시대에 걸쳐 118년을 살다 간 '잠자는 신선'으로 추앙받았던 희이希夷 진단陳摶, 872~989이다. 그는 유·불·도 삼교사상은 물론 역학이론을 새로운 관점에서 재해석하고 이들을 융합해 자신만의 학문 세계를《무극도無極圖》에 압축하기도 하였다. 그는 구체적 실천을 위해 잠을 자면서 심신을 단련할 수 있는 잠의 마법을 제시하였을 뿐 아니라 몸의 주체인 마음의 운용을 통해 깨달음을 추구한 도사이자 사상가였다. 난 처음 그의 행적을 살피다 가슴에서 뭔가 뭉클거리는 감동과 충격을 받았었다. 내 인생의 롤 모델이 생긴 순간이었다.

한 우물을 깊게 파려면 처음엔 보다 넓게 자릴 잡아야 한다고 했다. 그래서였을까. 진단은 젊은 시절부터《시詩》,《예禮》,《서書》,《수數》에서《방약方藥》에 이르는 책까지 두루 섭렵해 사대부들에게 흠모를 받았다. 그가 살았던 당말 이후 오대A.D. 907~960는 불과 반세기 만에 다섯 왕조가 뒤바뀐 정치·사회적으로 매우 혼란한 시기였다. 이러한 와중에도 후당의 명종재위 A.D. 925~933이나 후주의 세종재위 A.D. 954~959, 송 태종재위 A.D. 976~997 등이 갖은 수단을 동원하여 간곡하게 벼슬길을 제안하지만 그는 모두 사양한다.

사회의 부조리와 계층 간의 갈등을 목격한 진단은 현실세계에 대한 염증을 느끼고 내면을 닦을 수 있는 심신수양에 대한 열망만을 가슴속에 품고 있었다. 이러한 간절한 열망 덕분이었는지 당시 북방일대에서 활약한 뛰어난 도사 두 사람을 만나 획기적인 삶의 전환을 모색하였다. 이때의 정황을 《송사宋史》에서는 "스스로 말하길 일찍이 손군방·장피처사라는 아주 고상한 두 사람을 만났는데, 자신에게 '무당산 구실암이 은거할 만하다'고 권유하여 가서 머물렀다"고 기록하고 있다. 이곳에 은거하면서 진단은 자신만의 수련법인 '잠의 마법'을 완성하고서 20여 년간을 머물다 송 태조 조광윤재위 A.D. 960~976이 천하를 안정시키자, 도교수련의 성지인 화산으로 옮겨 운명할 때까지 저술과 수행을 하였다. 《송사》에 기록된 그의 죽음 또한 드라마틱하다.

단공 초A.D.988, 갑자기 제자 가덕승에게 "네가 장초곡의 암벽을 파 석실을 만드는 게 좋겠다. 나는 이제 쉬어야겠다." 단공 2년A.D.989 음력 7월 가을에 석실이 완공되자, 진단은 희이선생希夷先生이라는 호를 내리고 경제적으로 많은 도움을 주었던 태종에게 올리는 글을 썼다. 그것을 요약하면, "신 진단은 기나긴 삶을 마치려 합니다. 이제 성조도 그리워하기 어렵게 되었습니다. 이달 22일 연화봉 아래 장초곡에서 화형化形할까 하옵니다." 기약한 바대로 죽었으나 7일이 지나도 온몸에 온기가 있었다. 오색구름이 석실 입구에 드리운 채 한 달여 동안 흩어지지 않았다.

진단에 관한 기록을 살펴보면, 잠의 마법에 의문을 품은 채 그의 능력을 테스트하려는 사람들이 적지 않았다. '어떻게 수개월 동안 먹지도 않고 잠만 잘 수 있단 말인가' 하는 의심이었다. 특히 후주의 세종이나 송 태종은 진단을 궁궐에 수개월 동안 암묵적으로 감금한 채 진단의 잠의 마법에 대한 진위를 확인하기도 하였다. 당시의 상황을 《역세진선체도통감歷世眞仙體道通鑑》에서는 100여 일 동안 잠의 마법을 행한 진단에 대해 "희이선생은 똑바로 누워 있었는데, 들고나는 호흡이 미미하였고 얼굴은 밝은 홍조를 띄고 있었다"고 기록하고 있다.

나는 진단과 관련한 수많은 시 중에서도 내단 수련가들에게 팔선八仙 중의 한 사람으로 추앙받고 있는 여동빈(진단과 동시대 사람)이 잠의 마법을 칭송하며 지은 〈영칩룡법詠蟄龍法〉을 음미하길 좋아한다. 여러분도 한 번 읊조려 보라.

종남산에 은거하며 온갖 시름 비워내고,	高臥終南萬慮空,
잠자는 신선은 흰 구름 속에서 오래오래 잠을 자더라.	睡仙長臥白雲中.
꿈에서도 혼은 은밀히 현빈지문玄牝之門으로 들어가고,	夢魂暗入陰陽竅,
호흡도 잠기운 채 조화의 공력을 베풀더라.	呼吸潛施造化功.
현묘한 비결이 혼돈 속에 감추어진 것을 누가 알랴.	眞訣誰知藏混沌,
도인은 먼저 바보와 귀머거리 되는 것을 배워야 하네.	道人先要學痴聾.
화산처사華山處士가 잠자는 법을 남겼으니,	華山處士留眠法,

이제 그 법을 제창하고 밝혀서 뭇 사람들을 일깨워야겠네. 今與倡明醒衆公.

...

진단이 후세에 남긴 선물, 잠의 마법

내 심정도 여동빈과 다르지 않다. 그래서 매일 밤마다 잠의 마법을 실천하였고, 어떻게 하면 보다 쉬운 언어로 풀어내느냐가 숙제였다. 그래서 잠에 대한 관심을 갖고 수면의 메커니즘에 대한 연구를 하게 되었다. 그래서 수면현상은 왜 일어나는지, 수면은 심신에 어떠한 영향을 미치는지, 어떻게 하면 깊은 수면을 취할 수 있는지에 그치지 않고, 누구나 거치는 과정인 하루 8시간 내외의 수면시간을 활용해 심신수양의 한 수단인 잠의 마법을 펼칠 수 있게 발전시킬 수 있었다. 그 과정은 박사논문《진단의 내단사상 연구》에 기록되어 있다. 진단이 후세 사람들에게 남긴 인류애적 산물인 잠의 마법에 대한 심층연구는 아직도 계속되고 있다.

왜 진단은 나귀에서 떨어지며 파안대소했을까!

진단이 생존했던 10세기 무렵은 숱하게 왕조가 뒤바뀐 혼란한 시기였다. 그는 매번 왕조가 뒤바뀌는 혁명의 소식을 들을 때마다 수일 동안 얼굴을 찡그리고 있어 사람들이 그 이유를 묻곤 하였는데, 눈을 부릅뜰 뿐 대꾸하지 않았다. 진단은 거울을 들고서 자신을 비춰보며 '진선이 아니면 황제가 되리라'고 스스로 다짐했다. 즉, 사회개혁을 위해서는 황제의 꿈을, 그리고 자신의 완성을 위해서는 진정한 신선이 되겠다는 웅지를 품고 있었다.

《태화희이지 太華希夷志》에 실린 기록을 보면 그가 보통 사람은 아니었음을 엿볼 수 있다. 한 번은 장안에서 후에 송 태조[재위 A.D. 900~976]가 될 조광윤趙匡胤을 만나 그가 범상치 않은 인물임을 간파한 채 술잔을 기울이기도 했다. 얼마 뒤 변주(하남성)로 가던 중 노상에서 조광윤이 왕으로 등극했다는 소식을 듣고 놀랍고 기뻐서 파안대소하다 나귀에서 떨어졌다. 그 까닭을 묻자 또 크게 웃으며 "이제부터 천하가 안정되겠구나"라고 했다는 것이다.

이때의 상황을 조선시대의 윤두서 "대" 는 그림으로 표현했는데, 바로 "희이선생 무슨 일로 갑자기 안장에서 떨어졌나, 취함도 아니요 졸음도 아니니 따로 기쁨이 있었다네. 협마영에 상서로움 드러나 참된 임금(송 태조 조광윤)이 나왔으니, 이제부터 온 천하에 근심 걱정이 없으리라"라는 시와 함께 그려낸 '진단타려도(陳摶墮驢圖)'이다.

이후 진단은 세속과 인연을 끊고 오직 수련에만 매진했다. 송 태조 조광윤이 여러 번 불렀지만 이에 응하지 않았다.

태조가 죽고 A.D. 976 동생인 조광의가 태종 A.D. 976-997 으로 즉위하면서 조서를 통해 수차례에 걸쳐 진단을 조정으로 초빙하였지만, 그때마다 은거의 뜻을 올려 화산을 떠나지 않았다. 그러자 태종은 백관 중에서 언변이 가장 뛰어난 내장고부사인 갈수중(葛守中)을 사신으로 보내기에 이른다. 진단 또한 다시 부를 것을 염려하여 은거지를 옮겨 좌정하고 있었지만 갈수중의 갖은 노력에 마지못해 응할 수밖에 없었다.

진단은 태종에게 각별한 후대를 받으며 두 차례에 걸쳐 조정에 나아갔다. 그때마다 태종은 물론 백관들이 정사에 관해 자문을 구하기도 했다. 하루는 태종이 요순시대를 언급하며 가능 여부에 대해 묻자 진단은 요순 당시의 소박함을 전제하며 "청정함으로 다스릴 수만 있다면 지금이 요순시대"라고 대답한다. 또 태종이 간절히 제세안민(濟世安民)에 대한 술책을 구하자, 진단은 어쩔 수 없이 흰 백지에 '원근경중(遠近輕重)'이라는 네 글자를 써준다. 태종이 그 뜻을 알아차리지 못하자 진단이 해석하여 말하길 "원(遠)이란 멀리서라도 현명한 인사를 초대하는 것이며, 근(近)이란 가까이에 있는 간신을 물리치는 것이고, 경(輕)이란 온 나라 백성에게 부역을 가볍게 하는 것이며, 중(重)이란 삼군에게 상을 많이 내리는 것"이라고 설명해 주었다. 태종은 간의대부를 제의하는 등 갖은 방법을 동원하며 진단을 궁궐에 붙잡아 두려 하였으나 고사하고 화산으로 돌아갔다. ■

04

잠의 마법이란 무엇인가

지금껏 몸과 마음의 건강을 위해 다양한 운동법을 소개받고 또한 시도해왔을 것이다. 하지만 얼마나 오랫동안 지속하여 왔는지, 성과는 어땠는지에 대해 자문한다면 만족할 만한 답을 꺼내는 사람은 극히 드물다. 사람들이 가장 많이 손꼽는 핑계거리는 바로 시간 없음과 장소이다. 그렇다면 시간과 장소에 구애받지 않고 매일 밤 잠자리에서 의식처럼 손쉽게 행할 수 있는 심신계발법이 있다면 어찌하겠는가! 선뜻 마음이 동할지는 모르겠다. 하지만 속는 셈치고 하루 3분만 시간을 할애해보면 어떨까.

천 년 동안 구전으로 이어온 심신수양법

지금부터 당신에게 소개할 잠의 마법이란 수면시간을 통해 심신의 이완과 함께 건강을 지키고 자기계발은 물론 스스로 자신을 치유할 수 있는 프로그램이다. 수많은 사람들이 "그렇게 간편한 방법이 있었다면 이제껏 세상 사람들이 왜 몰랐을까요?"하고 물어오지만, 이유는 간단하다. 지난 천 년여 동안 실행법의 핵심 내용이 비밀리에 입에서 입으로 구전되어 왔기 때문이다.

희이 진단이 창안한 잠의 마법의 핵심은 바로 도가에서 오래전부터 심신수양법으로 각광받아온 우주의 기를 몸에 소통시키는 호흡법인 복기服氣와 단식법이랄 수 있는 벽곡辟穀을 수면에 응용한 데서 출발한다. 이러한 근거는 《송사·진단전宋史·陳摶傳》에 "진단은 복기와 벽곡 수련으로 20여 년을 지내면서도 하루에 술 서너 잔만을 마셨다"는 기록에서 엿볼 수 있다. 이 책 4, 5장에 누구나 복기와 벽곡을 쉽게 따라 할 수 있도록 쉽게 풀어 놓았으니 좀 어려운 용어가 나온다고 걱정할 필요는 없다.

우주의 기를 몸에 소통시키는 호흡법, 복기

호흡법인 복기는 달리 기를 운행시키는 행기行氣, 어머니 뱃속의 태아처럼 숨을 쉬는 태식, 몸속의 묵은 탁기를 입으로 토해내고 새로운 우주의 기를 들이마신다는 '토고납신吐古納新'이라고도 불리는 등 다양한 이름을 달고 있다. 가장 오래된 기록으로는 전국시대에 제작된 것으로 추측되는 12면체의 행기옥패명行氣玉佩銘에 보인다. 45자로 된 짧은 글이지만 호흡법에 관한 내용이 함축되어 있다. 그 내용을 살펴보면 다음과 같다.

　진기를 운행하는 호흡이 깊어지면 기운행의 토대인 축기가 이루어지고, 축기가 이루어지면 온몸으로 퍼져나가고, 퍼지면 하단전으로 내려가고, 내려가면 신神이 안정되고, 신이 안정되면 기가 확고해지고, 기가 확고해지면 단전에 진기의 싹이 트고, 순양純陽의 싹이 트면 자라나고, 다 자라나게 되면 몸 안의 음사陰邪가 물러나고, 물러나면 하늘과 같이 순양의 몸이 된다. 순양의 천기가 들고나는 문은 몸 상부의 백회이며, 순음의 지기가 들고나는 문은 몸 하부의 회음이다. 천지음양의 도리를 따르면 살고, 천지음양의 도리에 어긋나면 죽는다.

삼라만상은 물론 인간은 천지음양의 기로 생성된 조화의 산물이다. 때문에 순음순양의 진기眞氣를 소우주인 인체에 어떻게 운용하느냐에 따라 건강의 유무는 물론 영적 상태도 달라진다. 그 방법이 바로 호흡을 통해 진기를 받아들이는 복기법이다.

　복기를 할 수 있는 방법은 수없이 많다. 장소와 시간 그리고 행주좌와行住坐臥에 구애받지 않고 다양하게 행할 수 있다. 중요한 것은 처음에는 마음이 깨어 기의 운행을 주도해야 한다는 것이다. 즉, 처음엔 의념意念을 통해 유위有爲로 몸의 기혈순환을 원활하게 한 다음 노자의 핵심사상이 된 무위無爲로 진행시키며 단계를 높여가는 것이다.

　복기를 하는 이유는 호흡을 통해 우리 몸의 끝인 손발까지도 기혈순환을 원활하게 하여 오장육부는 물론 몸 전체를 조화롭게 하는 데 있다. 이렇게 우주 에너지를 몸과 소통시키는 복기가 원만하게 이루어지게 되면 사실 배고픔을 모른다. 음식을 보아도 구미가 당기지 않고 싫어진다. 그래서 《장자》에서는 신인神人의 경지를 "오곡을 먹지 않고, 바람과 같은 기를 들이쉬고 이슬을 마신다"고 했다. 이와 같이는 아니더라도 사나흘 정도는 배고픔을 느끼지 않아야 단식법이라 할 수 있는 벽곡을 원만하게 수행할 수 있다.

몸속을 청소해주는 단식법, 벽곡

예나 지금이나 몸에 해로운 독소는 질병을 일으키는 주요 원인으로 지목되어 왔다. 더구나 요즘같이 인공 화학물질이 각양각색으로 음식물에 첨가되는 시대에는 알게 모르게 독소가 몸에 쌓이니 몸속을 깨끗하게 청소해주는 방법이 간절하다. 이를 가능케 하는 방법이 곧 음식물을 일정 기간 먹지 않는 단식이랄 수 있는 '벽곡'이다. 벽곡은 일체의 곡식으로 만든 식사를 하지 않는 것인데, 이 또한 복기법이 형성된 전국시대 전후로 그 기원을 보는 게 일반적이다.

도가 수행법 중에서 보편적이면서 다양한 방법으로 행해지는 게 벽곡이다. 일상에서 우리가 먹는 오곡을 먹지 않으니 흔히 단곡斷穀 혹은 절곡絶穀이라고도 하며 요즘 용어로 단식이나 금식과도 크게 다르지 않다. 장수비결 중의 하나인 소식에 대해 이제는 많은 사람들이 대체로 수긍하고 있다.

벽곡법은 하루 이틀에서 수십일 혹은 수개월, 더 나아가 수년 혹은 수십 년 동안 일체의 음식물을 먹지 않는 고도의 방법에 이르기까지 다양하다. 현대인은 지나치게 과식을 하는 경향이 있다. 필요 이상의 과다 섭취는 장에서 유해물질인 독소를 만들어낸다. 이러한 독소는 기체 상태의 이산화탄소, 액체 상태의 땀이나 오줌, 고체 상태의 변으로 존재하는데 원활하게 배출되지 않으면 인체에 다양한 질병현상을 일으키는 요인이 된다.

그래서 도가경전인 《태평경太平經》에서는 "소식을 근본으로 하여야 진실로 정신이 맑고 양호해지며 똥과 같은 찌꺼기는 기를 탁하게 한다"고 했으며, 선진시대의 의례를 정리한 《대대례기大戴禮記》에서는 "고기를 먹는 사람은 용감하나 사나워지기 쉽고, 오곡을 먹는 자는 지혜롭기는 하나 약삭빠르게 되고, 기를 복식하는 자는 신이 밝아져 장수하고, 먹지 않는 자는 신이 죽지 않는다"고 하여 벽곡의 유용함을 설명하고 있다.

이러한 벽곡이 허황된 소리로 들릴지 모르겠지만 도가 경전이나 사서 등을 살펴보면 수년에서 수십 년 동안 이를 행한 사람들이 셀 수 없이 등장한다. 요즘 시대에도 먹지 않고 사는 사람이 의외로 많다. 여전히 의심이 든다면 인터넷에서 '먹지 않고 사는 사람들, 혹은 독립영양인간'으로 검색해보라. 전 세계적으로 이에 동참하는 사람의 숫자에 입이 떡 벌어질 것이다. 나 역시 수 년 동안 밥 한 공기 분량을 아침저녁으로 먹다가 3년 전부터는 저녁 한 끼만을 먹고 있다. 그리고 일주일에 하루 단식, 그러면서 적어도 한 달에 한 번 특정 주를 택해 3~4일 정도를 물만 마시면서도 일상생활을 하고 있다. 그래도 체중 변화는 거의 없다.

우리가 먹는 음식물은 입에서 항문까지 약 7~9m의 인체의 소화배출기관을 통해 흡수 배설되고 이 과정에서 발생하는 암모니아와 여러 가지 독소가 몸에 쌓이는데, 이것이 쌓이면 질병을 유발한다. 간에 쌓인 독소는 지방간, 간염, 소화불량, 만성피로 증상을 유발하며, 대장에 쌓인 독소는 만성 변비, 과민성 대장 증상, 설사, 두통을, 혈액에 쌓인 독소는 뇌경색, 노인성 치매, 심근경색 등의 증상을 유발한다. 그래서 요즘은 몸 안의 독소를 없애는 디톡스Detox 방법으로 단식 및 금식요법이 각광받고 있기도 하다. 하지만 이들은 인위적인 강제성이 크다는 점에서 자칫 잘못하면 건강을 잃을 수 있다는 위험을 내포하고 있는 게 문제다. 그러나 벽곡은 복기를 통해 몸 안에 기의 소통이 원활해지면 자연스럽게 곡기를 끊을 수 있다는 점에서 심신에 무리를 가하지는 않는다.

...

매일 밤 잠자리에서 실천하는 질병치유법
그리고 심신수양법

잠의 마법은 이러한 복기와 벽곡을 기본으로 하고 이미지 트레이닝의 일종인 존사법을 통해 자신의 질병을 스스로 치유할 수도 있으며, 지적 능력 및 삶의 지혜를 계발하고자 하는 심신수양법이다. 이는 몸과 호흡, 그리고 마음 다스리기를 통해 이루어진다. 그것도 늘 시간 없음에 허덕이지 않고 수련 장소를 찾아 헤매일 필요도 없이 편안한 저녁 잠자리에서 매일 밤 행할 수 있으니, 바쁜 현대인에겐 그 어떤 것보다 적합한 자기계발법이 될 것이다.

05

불면증을 넘어 숙면으로 이끄는 잠의 마법

잠의 마법에서 얻을 수 있는 1차적 효과는 숙면을 통해 몸과 마음을 상쾌하게 만들 수 있다는 것이다. 숙면을 취하기 위한 전제조건은 긴장의 완화다. 신체의 특정 부위가 긴장되어 있으면 마음 또한 이에 따라 긴장 상태에 있게 된다. 잠자리에 들었는데 잡념이 끊이지 않는 것 또한 긴장이 풀리지 않았다는 증거다. 특히 손발이 차가우면 울체된 스트레스 요소가 뇌리 속에 잔존하여 잡념을 일으키기 때문에 열기가 머리 쪽으로 몰리게 된다. 이러한 상태에서는 깊은 잠을 잘 수가 없다.

사람들이 불면증에 빠지는 단계를 살펴보면, 애초에 스트레스를 받아서 그로 인해 잠을 못 자는데, 그게 초기 불면증이다. 대개는 이 상태를 대수롭지 않게 여기고 그냥 지나친다. 이런 상황이 계속되다 보면 본격적인 불면증 단계에 돌입하게 된다. 불면증 때문에 고생하는 사람들 중 대부분이 이런 상태가 아닐까 싶다.

...

불면증을 탈출하는 긴장 이완법

이런 사람들에게 간단하게 일러주는 속성법이 있는데, 잠자리에 눕거나 버스 안에서도 손쉽게 활용할 수 있는 방법이다. 먼저 배꼽을 중심으로 한 복부에 마음을 집중하고 속으로 '긴장 이완'이라는 구호를 되뇌며 세 차례에 걸쳐 심호흡을 반복한다. 그러고 나서 마음을 발에 집중하고 말초신경이 몰려 있는 발가락의 느낌에 집중하며 차가운지 따뜻한지 온도를 점검한다. 이어 발등, 발바닥 등 발 전체의 느낌을 마음으로 감지해보는 것이다.

마음을 발에 집중한 채 1분 정도 주도면밀하게 지켜보면 발끝이 아린 듯하거나 따끔따끔하거나 벌레가 기어가는 것처럼 스멀거리는 등 다양한 느낌을 감지할 수 있다. 이때 중요한 것은 다른 생각이 일어나지 않도록 발에 집중하려는 마음의 자세다. 물론 처음부터 잘될 수는 없다. 수족냉증으로 오랫동안 고생해온 사람일수록 쉽지 않다. 그러나 반복해서 하다보면 누구나 할 수 있다.

심장질환을 앓고 있는 70대 초반의 남자분이 있었다. 불안과 초조함 때문에 숙면을 취하지 못하고 수면 중에도 서너 번은 깨어난다고 호소했다. 그래서 일러준 방법이 어디에서든 할 수 있는 긴장 이완법이었다. 일러준 대로 마음속으로 발을 바라보며 "긴장 이완"을 주문처럼 계속 외면서 하였더니 처음에는 집중이 되지 않았지만 어느 순간부터는 자신도 모르게 잠 속으로 빨려 들어간다는 소식을 전해왔다. 이분은 1년이 지난 이후부터는 낮에도 주문을 걸듯 15분 정도 토막잠을 청하며 전보다 한결 편안한 생활을 하고 있다. 숙면으로 몸과 마음이 상쾌해지면 이는 강력한 치유수단이 된다. 바로 무념무상[無念無想]의 상태를 유지할 수 있기 때문이다.

...

깊은 잠을 잘 때 치유력은 높아진다

잠에는 램[REM](Rapid Eye Movement)수면과 비램[non-REM]수면이 있는데, 얕은 잠인 램 수면 상태에서는 꿈을 꾸며 대뇌와 소뇌의 인식작용이 활동을 한다. 반면 깊은 잠인 비램 수면 상태에서는 대뇌와 소뇌는 휴식기에 들어가고 오직 생명을 유지하는 데 필요한 뇌간만이 본연의 임무를 수행한다. 비램 수면 중에는 대뇌와 소뇌에서 발생하는 온갖 잡념 등으로 인한 간섭이 없기 때문에 뇌간은 이 시간에 불필요한 정보를 지우고 몸 전체의 생리작용이 정상적으로 가동될 수 있도록 최대한 신체 각 부위를 원상태로 회복시키려 노력한다. 그래서 비램 수면 상태가 이어지는 숙면 중에는 우리가 인식할 수 있는 의식작용이 멈추고 무념무상의 상태를 유지할 수 있는 것이다. 바로 이 무념무상의 상태에서 생명력의 기본적인 소프트웨어를 가동하는 뇌간이 활발하게 작동하여 잘못된 장기의 기능이나 오류가 생긴 인체의 유기적인 시스템을 복구하는 등 강력한 자가 치유력이 발동되는 것이다.

요즘 유행하는 다양한 명상법이나 불교의 참선법은 바로 무념무상의 상태를 유도하기 위한 방편이다. 명상이란 생각을 어둡게 하는 것, 즉 무분별하게 일어나는 온갖 잡념을 없애고 오직 한 생각에 머물며 대뇌와 소뇌의 인식작용을 최대한 억제시키려는 수행법이다. 참선 역시 한 생각에 머물기 위해 화두를 잡고서 일체 다른 생각이 일어나지 않도록 집중하는 법이다. 명상이나 참선이 심신의 건강법으로 각광받는 이유가 바로 대뇌와 소뇌, 그리고 뇌간의 역할을 이용한 대뇌와 소뇌 잠재우기나 다름없는 것이다. 누구나 대략 하루 8시간 정도의 수면을 취하고 있다. 관건은 비램 수면 상태의 '깊은 잠'인 숙면을 취하느냐 못 취하느냐이다. 강력한 자연 치유력이 숙면 시 더욱 활발하게 일어나기 때문이다.

족욕, 수면 양말도 깊은 잠에 도움이 된다

숙면에 들려고 해도 수시로 깨어나니 어쩔 도리가 없다는 사람도 많다. 이럴 때 알려주는 1차적 방법이 상기된 열을 내리기 위해 족욕이나 수면 양말을 착용하고 잠자리에 드는 것이다. 그마저도 통하지 않는 사람들도 있다. 50대 중반의 여성분이 있었는데, 얼굴에 핏기도 없고 손발이 차가워 손잡는 것마저 꺼려할 뿐 아니라 설거지를 할 때 어쩌다 물방울이 복부에 튀기라도 하면 소스라치게 놀란다는 거였다. 그래서 잠자기 전에 반드시 족욕을 하고 수면 양말을 착용할 것을 권했는데, 일주일 후에 찾아와서 하소연을 하였다.

"일러주신 방법을 열심히 했는데도 숙면은 고사하고 여전히 자다 깨다를 반복하니 죽을 지경입니다. 그렇다고 수면제를 더 먹을 수도 없고, 뭐 좀 센 방법이 없을까요?"

내가 권한 '센' 방법은 소형전기장판이었다.

"극단적인 방법이긴 하지만 의자용 전기장판을 이용하세요. 몸 전체를 따스하게 하는 것보다도 발만 따뜻하게 할 수 있는 소형전기장판을 잠자리에 들기 전에 미리 켜두고 주무셔 보세요."

그랬더니 일주일 후에 찾아와 방긋 미소 지으며 "왜 그리 쉬운 방법을 몰랐지요!" 하신다.

누구나 발이 따뜻하면 숙면을 취할 수 있다. 몸이 편안하게 이완된 상태에서 숙면할 수 있는데, 발이 따뜻하지 않고는 이완되었다고 할 수 없다. 즉, 말초신경이 몰려 있는 손발을 따뜻하게 하면 머리로 상기된 열이 내릴 뿐만 아니라 몸의 긴장도 자연스럽게 풀리는 것이다. 혹여 숙면을 취할 수 없다면, 이러한 방법을 동원하자. 익숙해지면 점차 마음을 운용하여 발목 아래의 느낌을 살피고, 이어서 발바닥 중앙의 용천혈로 호흡하는 종식법과 잠의 마법을 동원하는 것이 숙면으로 건강을 확보하는 길이다.

―
숙면을 위한
여름과 겨울철 식사와 건강관리법

여름

장마와 무더위가 번갈아 찾아오고 기온차가 심한 여름철에는 인체 역시 힘들어 탈이 나기 쉽다. 몸이 힘들어하는 기색이란 예전에 비해 '입맛이 떨어지는 것'을 신호로 삼아야 한다. 입맛이 없는 것은 곧 몸의 생리적인 현상으로, 무더위에 몸이 운신하기 힘든 만큼 몸속의 장기들 역시 제 기능을 다하기 어렵다는 호소다. 면역력의 저하와 함께 소화흡수는 물론 신진대사 능력도 떨어졌다는 신호이기도 하다. 때문에 다른 계절과 동일한 강도로 운동을 하거나 육체적으로 무리를 하면 장기들이 탈이 나기 쉽다. 입맛이 없는데도 '식보食補'가 제일이라며 억지로 먹었다가는 오히려 소화장애를 일으키기 십상이다. 밥맛이 없을 때는 소화가 잘되는 음식을 평소보다 가볍게 먹어 소화기관의 부담을 덜어주어야 한다.

입맛이 없다고 해서 아침은 거르고 점심도 먹는 둥 마는 둥 하다 결국 저녁에 과식을 하게 되는 경우가 많다. 휴식을 취해야 하는 시간에 많은 양의 음식물이 들어오면 소화기관은 대충대충 처리하여 몸의 은밀한 곳에 지방 성분으로 저장해버린다. 언제 또 음식물이 들어올지 모르니 만약을 위해 비축해두는 것이다. 입맛 없는 여름철에 오히려 살이 찐다고 호소하는 사람들의 경우가 이에 해당한다.

 이러한 몸의 현상 때문에 무더위가 기승을 부리는 여름철에는 음주량도 조절해야 한다. 평소처럼 마셨다가는 낭패를 보기 십상이다. 높은 기온은 혈액순환을 촉진시켜 심장이나 신장에 상당한 부담을 준다. 이러한 부담은 두 장기뿐 아니라 유기적으로 여타의 장부에도 영향을 미치게 된다. 이 때문에 평소보다 취기도 빨리 오르고 후유증도 만만치 않다. 그래서 노련한 술꾼들은 기력이 떨어지기 쉬운 여름철에는 가급적 음주를 삼간다. 마신다 해도 가볍게 맥주 몇 잔으로 체온을 조절하는 정도다.

 여름에는 특히 습도가 높아 잠을 설치기 쉬운데, 우유, 상추, 양파 등을 섭취하면 불면증 예방에 도움이 된다. 수면을 유도하는 멜라토닌의 원료라고 할 수 있는 트립토판을 함유한 우유는 잠자기 전에 마시면 마음을 편안하게 하고 상기된 열을 내려준다. 또, 락투세린과 락투신이라는 성분을 함유한 상추는 몸을 편안하게 이완시켜주고, 느슨하게 진정시켜줄 뿐 아니라 진통효과도 있어 불면증을 해소하는 데 좋은 식품이다. 양파 역시 유화알린이라는 성분을 함유하고 있어서 신경안정과 혈액순환을 유도하기 때문에 과로나 신경성으로 인한 불면증에 도움이 된다.

운동 역시 무리하지 않아야 한다. 휴가철이 몰려 있는 여름철에는 평소 하지 않던 운동을 하거나 모처럼 누리는 여유로움에 정상 정복을 목표로 산행을 서두르는 경향이 있다. 오를 때는 잘 모르지만 하산할 때 절절매는 경우를 흔히 볼 수 있다. 이럴 때는 시원한 계곡에 발을 담그고 심신의 피로를 삭이는 게 보다 효율적일 수 있다.

불볕더위가 맹위를 떨치는 여름철에는 특히 어깨 통증과 불면증을 동시에 호소하는 사람들이 많다. 계명대 동산의료원 조철현 교수의 연구결과에 의하면 어깨 통증 환자의 81.5%가 수면장애를, 22.9%는 우울감을, 21.8%는 불안감을 느끼는 것으로 나타났다. 어깨에 통증이 있으면 뇌로 혈액순환이 원활치 못하게 되고, 자연스레 불면증으로 이어지는 것이다.

동양의학의 우음좌양 사상에 의거해 좌우측의 어깨를 나누면 좌측 어깨는 양의 장기인 심장과 관련이 있고, 우측 어깨는 음의 장기인 폐와 상관성을 갖는다. 이에 따라 좌우측의 어깨 및 손으로는 오장육부의 경락 중에서도 온도에 민감한 심장과 폐 관련 경락이 유주하고 있다. 그래서 실내외의 온도차가 심한 여름철에 차가운 온도에 장시간 노출될 경우 폐와 심장의 균형이 깨질 가능성이 높다. 그 결과 때 아닌 여름 감기에 걸려 고생을 하기도 한다.

이러한 현상은 냉방병의 일종이다. 폐는 원래 냉한 장부인데 온도차가 심해지면 냉기로 인해 우측 어깨 통증을 동반하기 쉽다. 따라서 실내외 온도가 5도 이상 차이나지 않게 냉방기 가동에 유의할 필요가 있다.

반대로 왼쪽 어깨 이상은 심장에 문제가 생겼다는 신호일 수도 있다. 여름에는 온도 상승으로 몸 전체의 혈관이 확장되어 심장에 과부하가 걸리기 쉽기 때문이다. 이때 특별한 심리적인 압박을 받는 일이 생기면 왼쪽 어깨 결림과 함께 불면증이 찾아오기도 한다.

불면증에 시달리는 사람들은 대개 왼쪽 어깨와 팔 등의 불편을 동시에 호소한다. 어깨 뒷면에 위치한 견갑골과 중앙의 천종혈을 지그시 눌러보면 심한 통증을 느끼게 되는데 이는 심리적 압박과 갈등으로 인한 것이다. 마음의 불안은 오장육부 중에서도 특히 심장에 좋지 않은 영향을 미친다. 그렇게 되면 잡념이 끊이지 않을 뿐 아니라 머리 쪽으로 열기가 올라가는 상기증이 발현되어 잠 못

이루는 밤이 될 가능성이 높다. 이럴 땐 상기된 열을 몸의 끝인 발쪽으로 유도해야 한다. 잠자리에 들기 전 따뜻한 물을 발목까지 담그고 있으면 머리 쪽으로 몰린 열기가 하부 쪽으로 내려와 차츰 말초 부위로 유도되면 상기증이 해소되면서 숙면에 들 수 있다.

겨울

겨울은 만물이 안으로 내실을 다지며 다음 도약을 준비하는 기간이다. 많은 동물은 에너지 소모를 줄이기 위해 가능한 한 움직임을 억제한다. 사람도 마찬가지다. 같은 강도의 운동을 여름철과 겨울철에 했을 때, 겨울이 체력 소모는 빠른 반면 회복 속도는 훨씬 더디다. 그러니 겨울철 운동은 여름보다 강도는 약하고 가볍게 하는 것이 바람직하다. 동물처럼 겨울잠은 자지 않는다 해도 무리하게 육체를 다루어서는 안 된다. 그래서 필요한 것이 육체를 전혀 움직이지 않고도 심신의 조화를 꾀할 수 있는 잠의 마법과 같은 정적인 수련법이다. 숙면에 좋은 햇볕을 받으며 30~40분 정도 걷거나 가벼운 체조를 하는 것도 좋다.

식물도 초목의 경우엔 생명력을 땅 속의 뿌리로 되돌려놓고 생명력 유지에 필수적인 물질대사작용만 하면서 봄을 준비한다. 1년

생 풀들은 다음 생을 위해 씨앗을 대지 위에 퍼뜨리는데, 겨울이라는 추위를 받아야 봄철에 싹을 틔워 꽃 피우고 씨앗을 맺을 수 있다. 겨울의 냉기를 받지 못한 씨앗은 다음해에 꽃은 피울지언정 정상적인 세대 번식이 어렵다. 그래서 겨울에는 씨앗도 따뜻한 방보다는 냉기가 있는 창고나 헛간에 보관하는 것이다. 냉기를 받아 안으로 단단해져야 봄^{spring}에 스프링처럼 생명의 탄력을 얻을 수 있다. 이것이 자연의 법칙이다.

한편 겨울잠을 자는 동물은 잠자는 동안 생명력 유지를 위해 필수적인 역할을 하는 원시뇌(뇌간)만 가동시킨다. 즉, 깨어 있는 동안 받아들인 온갖 정보를 가지고 뇌간의 활동을 방해하는 대뇌와 소뇌의 영향력에서 벗어나 뇌간이 온전히 건강 회복을 주도할 수 있는 것이 '수면시간'인 것이다.

겨울철 수면시간에 대해 《황제내경》에서는 "해가 지면 일찍 잠자리에 들고 기상은 반드시 해가 뜰 때까지 기다려 천천히 일어나는 것이 좋다"고 했다. 겨울잠에서 벗어난 인간이지만 겨울철만이라도 필요에 따라서는 평균 수면시간(8시간)보다 잠자는 시간을 늘리는 것이 체력 회복에 도움이 될 것이다. 여름에는 4~5시간만 자도 피로가 회복되지만 겨울에 그렇게 했다가는 건강을 망치기 십상이다.

이처럼 계절에 따라 달라지는 생리 현상을 고려하면 에너지 소비가 적은 겨울에는 음식물 섭취도 그만큼 줄여야 한다. 우리가 사는 세상에 절대적인 규율이란 있을 수 없다. 대자연뿐 아니라 인체 역시 한시도 고정되어 있는 적이 없다. 늘 변화하고 있기에 상대적이다. 따라서 일 년 내내 잠은 8시간, 한 끼 식사량은 몇 그램, 이렇게 정해둘 수가 없다. 몸도 대자연의 변화에 맞추어 수면 시간과 식사량, 운동량까지 조율하는 게 맞다.

참고로 내게 적당한 식사량은 어느 정도일까? 실험 삼아 식사를 마치고 눕거나 편안하게 앉은 상태에서 10분 정도 밥통(위)의 느낌을 살펴보라. 과식을 했다면 위가 호소하는 불편감을 느낄 것이다. 식사를 마치자마자 오감五感이 온통 몸 밖의 것에 쏠려 있을 때는 모르지만, 눈과 귀를 닫고 몸 안의 상태를 주시하다 보면 도저히 과식을 할 수가 없다. 느껴보면 그 불편함이 만만치 않기 때문이다. 따라서 식사 후 복부의 느낌을 살펴보면 자신에게 맞는 적정한 식사량을 알아낼 수 있다. 잘 살펴보면 겨울철에는 여름철보다 훨씬 식사량을 줄여야 뱃속이 편안해지는 것을 느낄 수 있다.

06

미래를 만드는 심신수양법

잠자리에 들었을 때 무슨 생각을 하는가. 하루일과에 대한 반성, 아니면 내일에 대한 계획, 그도 아니면 피곤에 절어 아무 생각도 없이 잠에 곯아떨어지는가. 내 경우엔 매번 잠자리에 들 때마다 나만의 의식을 거행한다. 의식이라고 해서 거창할 것은 없다. 단지 마음속으로 자신의 변화된 모습을 관찰자 입장에서 그려보며 상상하면 그 내용이 그대로 몸에 반영된다.

믿을 수 없다면 먼저 간단한 실험부터 해보자. 가장 손쉬운 방법은 다음 날 아침에 확인할 수 있는 내용이다. 즉, 잠들기에 앞서 아침 기상시간을 6시 36분과 같이 정확한 시간대를 상정하고 일어나는 모습을 입력해보자. 일어나는 모습을 비롯해 대략적인 컨디션까지도 마음으로 그려보며 5회 이상 입력해두면 우리 몸은 거의 어김없이 그대로 행한다. 그렇게 되는 이유는 바로 잠들지 않는 뇌간이 잠들기에 앞서 입력한 내용을 수면 내내 기억하기 때문이다.

...

잠자기 전 생각한 내용이 다음날 그대로 몸에 반영된다

이렇게 여러 번 시행해서 점차 자신이 입력한 기상시간에 정확히 눈이 떠지면, 그다음엔 평소 자신이 이루고 싶은 내용이나 하루 일과나 일주일의 주요사항들을 구체적이고 상세한 과정에서부터 결과까지 이미지로 떠올리고 머릿속에 입력해보라. 깜짝 놀랄 일들이 벌어질 것이다. 입력을 할 때 중요한 건 결과만 그리지 말고 구체적인 과정을 머릿속으로 상상하는 것이다. 세세하게 계획을 세울수록 효과는 빠를 것이다. 대개 우리가 어떠한 목표를 설정해놓고 작심삼일처럼 실행하지 못하는 건 구체적이고도 세세한 실천과정을 머릿속에 그려보지 않기 때문이다.

실행목표를 세웠다면, 6하 원칙을 적용하여 누가who, 언제when, 어디서where, 무엇을what, 왜why, 어떻게how의 여섯 가지 기본이 되는 조건을 따져 묻듯 구체적으로 머릿속에 그려본다. 그래야 보다 강력하게 몸에 반영되어 실천력이 발휘될 수 있다. 이렇게 하면 단지 뇌에만 기억되는 것이 아니라 몸 차원에서도 각인된다. 즉, 체득이 된다는 말이다.

　세계 10대 부호 중 한 사람이 된 홍콩의 리자청이 성공가도를 달릴 수 있었던 배경에는 바로 잠자리에서 가졌던 자신만의 입면의식이 있었다. 그는 지금도 잠자리에 들면 최고의 부자가 된 모습을 상상하고, 아울러 아침에 일어나면서부터 잠자리에 들 때까지 구체적이고도 세세하게 업무와 일과를 수행하는 자신의 모습을 그린다고 한다. 부처님도 저녁 설법이 끝나면 제자들에게 꼭 가슴 속에 각인시키며 권하는 게 있었다고 한다. 바로 잠들기 전에 갖는 입면 명상이었다.

나만의 입면의식이 필요한 이유

수면 중의 뇌는 우리가 인식하지 못하는 사이에 엄청난 일들을 실행시킨다. 즉, 대뇌와 소뇌가 깨어 있는 램 수면 동안에는 잠자기 전에 입력한 내용들을 심층의식에 저장된 정보와 연계시켜 평소에 의식하지도 못했던 아이디어를 제공해주기도 한다. 누구나 간절하게 소망하는 바가 다르기는 하지만, 이해를 돕기 위해 나의 입면의식 중에서도 매번 놓치지 않고 행하는 것 중 하나를 소개하겠다. 나는 잠자리에 들어 잠의 마법을 행하기에 앞서 6하 원칙에 따라 한시적으로 주어진 목표를 입력한 뒤, 내 삶의 보다 큰 목표이기도 한 주제를 명상의 대상으로 삼아 버릇처럼 의문을 던지곤 한다. 즉, '나는 누구이며, 도^道란 무엇이고, 수도^{修道}란 무엇인가!'에 관한 것이다. 좀 더 구체적으로 살펴보자.

첫째, 나는 누구인가!

사람이라면 한 번쯤 자신에게 반문해보는 본능적인 자성^{自省}의 물음일 것이다. 나는 어디서 와서 어디로 가는 걸까! 부모로부터 태어나기 전 참모습^{父母未生之前 本來面目}이 있었다면 그것은 어떤 모습으로 존재했을까. 존재했다면 나는 누구였을까! 늘 내가 갖는 명상의 대상이기도 하다.

둘째, 도란 무엇인가!

내가 가야 할 길, 누구도 대신할 수 없는 나만의 길, 내 우주 안에서의 '도'이다. 道^도의 한자적 의미를 살펴보면, 머리(首)를 앞세우고 재촉하지도 않고 천천히 발걸음(辶)을 앞으로 내딛는 게 바로 道이다. 일반적으로 말하는 통행하는 길이라기보다는 모든 개체가 본능적으로 가야 할 운명적인 길이라는 의미가 담겨 있다. 그래서 '도를 닦는다'고 할 때는 자신의 영성을 맑고 밝게 하여 영혼의 영역을 넓히는 것을 말한다. 그 길은 오가는 게 아니라 계속 앞으로 나아가야 한다는 진화적인 의미가 담겨 있다.

셋째, 수도란 무엇인가!

나의 근원을 깨닫고 나의 본성을 보기 위해 나에게 주어진 길(道)을 닦는(修) 일이다. 修의 한자적 의미를 살펴보면, 어떤 사람(亻)이 땀 흘려(丨) 열심히 몸을 단련하도록 회초리를 들고(攵) 독려하여 결국엔 빛이 나도록(彡) 한다는 뜻이 담겨 있다. 즉, 攸에 담긴 뜻이 신체를 통한 닦음이라면, 彡은 몸 안의 내면, 즉 마음 수양을 뜻한다. 몸과 마음을 닦아 나만의 길을 가는 것, 곧 영성을 승화하고 진화시키는 것이 바로 수도의 일임을 상기한다. 이는 곧 길을 가기 위한 그 모든 방편도 목적지도 내 안에 갖추어져 있다는 사실을 시시때때로 잊어버리고 밖으로 밖으로만 내닫지는 않는지 반성하기 위한 것이다. 그리고 이미 지나가 버린 과거에 집착하지는 않는지, 아직 오지도 않은 미래에 대해 기우하지는 않는지도 살핀다. 바로 지금 이 순간에 깨어 있어야 하기 때문이다.

존재의 이유 없이 이 세상에 태어난 사람은 아무도 없다. 매일 밤 잠의 마법을 행하며 내가 살아가는 존재의 이유를 알아내는 것이 또한 자신의 영성을 밝고 맑게 하는 일이다.

2

하루 3분, 잠의 마법에 빠져라

기본법칙

잠의 마법이란 잠자는 시간을 통해 건강을 지키는 것은 물론

스스로를 치유할 수 있는 수면명상법이다.

숙면을 통해 몸과 마음을 상쾌하게 만드는 것을 시작으로,

일상에서 해결되기 힘든 문제를 해결할 수도 있다.

이 모든 것은 단 3분이면 된다.

기본법칙
—
01

밤 11시에서 새벽 2시에는 꼭 자야 한다

피로회복과 원기를 보충하기 위한 최적의 수면시간은 언제일까? 결론부터 말하면 최소한 밤 11시 이전에는 잠자리에 드는 게 좋다. 왜냐하면 숙면을 유도하는 멜라토닌이 밤 11시부터 새벽 2시까지 가장 활발하게 분비되기 때문이다. 멜라토닌은 뇌간에 위치한 송과체에서 생성되는 수면조절 호르몬일 뿐 아니라 콩팥 위의 부신에서 만들어지는 스테로이드 호르몬인 DHEA(Dehydroepiandrosterone), 면역세포를 만드는 티뮬린(Thymulin), 남성호르몬인 테스토스테론(Testosterone), 여성호르몬인 에스트로겐(Estrogen), 그리고 인체의 저항력을 높여주는 인터류킨(Interleukin) 등의 조절에도 관여하고 있어 매우 중요하다.

나이가 들수록 멜라토닌의 생성이 줄어들기 때문에 수면시간이 줄어들고 잠의 질도 떨어진다. 그래서 노인의 경우 멜라토닌의 분비가 왕성해지는 밤 11시부터 새벽 2~3시까지는 수면에 별 어려움이 없으나 멜라토닌의 분비가 급격하게 줄어드는 새벽녘에 잠이 깨면 쉽사리 잠들지 못한다. 수개월 동안 어둠이 내리지 않고 백야현상이 지속되는 북유럽 사람들이 불면증을 해소하기 위해 애용하는 우유가 있다. 일반 우유보다 멜라토닌 함량이 3~4배나 많이 들어 있는 '나이트 밀크'다. 핀란드에서 개발된 이 우유는 멜라토닌의 분비가 절정에 이르는 새벽 두 시경에 젖소에서 짠 것으로, 숙면에 도움이 되는 기능성 식품이다. 이 우유는 유럽은 물론 일본에서도 불면증 환자에게 수면제 대용으로 애용되고 있는 추세다. 이 우유의 특징은 바로 멜라토닌 분비가 왕성한 11시에서 새벽 2시를 활용했다는 것이다. 이러한 내용에서 알 수 있듯이 숙면에 절대적인 멜라토닌의 분비가 왕성해지는 밤 11시 이전에는 잠자리에 들어야 양질의 수면을 취할 수 있는 것이다.

····

수명을 야금야금 갉아먹는 올빼미족

밤 11시 이전에 잠자리에 들어야 하는 이유는 또 있다. 보통 사람들은 아침을 새로운 하루의 시작으로 인식한다. 그러나 대자연의 순환 시스템을 보면, 아침이 과연 하루의 시작인가 하는 점에 의문을 품게 된다. 실제로 고대 동양 사람들은 1년 365일에 걸쳐 태양 주위를 공전하는 지구의 음기가 가장 극에 도달한 동짓날을 기점으로 양기가 점차 커진다는 점에서 이 날을 일 년의 시작점으로 여겼다. 그래서 동짓날이 들어 있는 음력 11월을 12지지의 시작인 자월子月에 배정하였으며, 24시간 중 음기가 가장 많은 23시에서 1시까지를 하루의 시작인 자시子時로 여겼다. 대자연의 순환계에 따르는 동식물도 1년의 시작인 동짓날을 전후해 겨울잠에 들어간다. 음기가 많은 겨울 동안 휴식을 통해 기력을 회복하고, 만물이 잠에서 깨는 봄철을 대비하는 것이다. 이를 다시 하루 24시간에 압축할 때, 적어도 밤 11시 이전에는 잠자리에 들어야 한다는 논리가 성립된다. 이에 따라 잠자리에 드는 밤 11시가 새로운 하루의 시작점이 되는 것이다.

지구상에 존재하는 각각의 생명체에게 겨울은 어떠한 의미일까 하고 곰곰이 생각해보면 대자연의 지혜는 그저 경이롭기만 하다. 1년 중 겨울은 잠을 자는 한밤중에 해당되는 시간이다. 일상에서 체력의 회복을 위해 잠자는 시간이 중요하듯 겨울은 다음 삶을 위해 필요한 에너지를 비축하는 시간인 것이다. 그래서 《황제내경》에서는 사계절 중에서도 겨울철에는 다른 철에 비해 수면시간을 늘려야 한다고 했으며, 하루 중 한겨울에 해당하는 자시에는 꼭 수면을 취해야 한다고 강조하고 있다.

당신의 수면시간은 어떠한가. 밤 11시 이전에는 꼭 잠자리에 드는가. 그도 아니면 꼴딱 밤을 지새우는 올빼미족 생활을 하지는 않는가. 어둠을 수면시간에 배당하지 않으면 당신의 수명이 야금야금 갉아 먹히고 있다고 생각지는 않는가!

취침과 기상시간,
옛사람들은 계절에 따라 조절하였다

쾌적한 수면을 하느냐 못하느냐는 무엇보다 일조량과 관련이 깊다. 일조량은 당연히 봄·여름·가을·겨울이라는 사계의 변화에 따라 달라진다. 밤과 낮의 길이에 따라 대체로 봄과 여름은 양기가 우세하고 가을과 겨울은 음기가 우세하다. 동양의학의 최고 경전인 《황제내경·소문》의 〈사기조신대론四氣調神大論〉에서는 사계절에 따른 음양 기운의 변화에 따라 수면시간을 변동하는 것과 함께 양생養生의 방법론을 제시하고 있다.

봄

만물이 자라는 데 힘을 보탤 시기

먼저 양력 2월부터 4월까지 봄철 석 달은 모든 생명이 약동하기 시작하는 계절로 '발진發陳(24절기의 입춘부터 시작된 봄의 3개월)'이라 한다. 하늘과 땅, 즉 대자연계에 생기가 넘쳐나고 만물이 새싹과

꽃을 피워 자라나기 시작한다. 인체 역시 이러한 변화에 맞추어 해가 진 뒤 일조량이 늘어난 만큼 잠자리에 드는 시간은 겨울철에 비해 늦추고, 기상은 해 뜨는 시간에 맞추어 점차 일찍 일어나야 한다. 일어난 후에는 천천히 뜰을 거니는데, 옷은 느슨하게 입고 머리는 풀어헤쳐 몸을 편안하게 함으로써 마음도 생동하는 봄기운을 따르게 한다. 심신의 태도 역시 만물이 자라나도록 해야지 죽이려는 생각을 가져서는 안 되며, 또한 기운을 북돋아주어야지 빼앗으려 해서도 안 되며, 만물이 잘 자라도록 상을 내려야지 벌을 주려는 마음을 가져서도 안 된다. 이것이 봄 기운에 상응하는 몸과 마음을 닦는 양생養生의 도리다. 이를 거스르면 봄의 기운과 어긋나 봄을 상징하는 목木의 장부에 해당하는 간과 담의 유기적 시스템에 문제가 발생한다고 《황제내경》은 경고하고 있다.

여름

만물이 무성하게 자라는 시기

양력 5월부터 7월까지 여름철 석 달은 만물이 무성하게 자라나는 계절로 '번수蕃秀(24절기의 입하부터 시작된 여름의 3개월)'라 한다. 하강하는 하늘의 기운과 상승하는 땅의 기운이 활발하게 교류하여 만물은 꽃을 피우고 열매를 맺으며 튼실해진다. 인체 역시 이러한 변화에 순응하여 일조량이 늘어난 만큼 밤에 잠자리에 드는 시간을 조금씩 늦춰가고 아침에는 해 뜨기 전에 일찍 일어나는 것이 좋다. 낮 동안엔 햇빛을 쬐며 활동하는 것을 멈추지 말고, 자칫 더위로 인해 마음에 분노와 같은 성냄이 생기지 않도록 유의해야 한다. 만물이 화려하게 꽃을 피우고 수려하게 자라나는 것처럼 우리 몸 안을 흐르는 기운도 우주의 기운과 잘 소통해서 편안하게 해야 한다. 이것이 여름의 기운에 상응하여 몸과 마음을 기르고 닦는 양장(養長)의 도리다. 이를 거스르면 여름의 기운과 어긋나 여름을 상징하는 화(火) 장부에 해당하는 심장과 소장의 유기적 시스템에 문제가 발생한다고 《황제내경》은 말한다.

가을

만물이 성숙하여 결실을 맺는 시기

가을철 석 달(양력 8, 9, 10월)은 만물이 성숙해져 결실을 맺는 계절로 '용평(容平)(24절기의 입추부터 시작된 가을의 3개월)'이라 한다. 하늘의 기운은 숙살(肅殺)(쌀쌀한 가을 기운이 풀이나 나무를 말려 죽임을 말한 것으로, 숙살지기라고도 한다)의 기라서 급하지만 땅의 기운은 맑고 밝아진다. 인체 역시 이러한 변화에 적응하려면 일조량이 줄어든 만큼 해가 진 뒤 점차 좀 더 일찍 잠자리에 들고 닭울음소리와 함께 새벽에 일어나는 것이 좋다. 심신의 태도 역시 마음을 편안하게 함으로써 가을철 숙살지기를 누그러뜨리고, 정신과 기운을 안으로 잘 수렴하여 가을 기운과 맞추고, 마음이 산란하지 않게 안으로 갈무리하여 폐기를 맑게 유지해야 한다. 이것이 가을의 기운에 상응하여 몸을 양생하고 마음을 갈무리하는 양수養收의 도리이다. 이를 거스르면 가을의 기운과 어긋나 가을을 상징하는 금金 장부에 해당하는 폐와 대장의 유기적 시스템에 문제가 발생한다고 한다.

겨울

만물이 생명력을 안으로 거두어들이는 시기

·

겨울철 석 달(양력 11, 12, 1월)은 만물이 생명력을 안으로 거두어 감추어두는 계절로 '폐장閉藏(24절기의 입동부터 시작된 겨울의 3개월)'이라 한다. 천지의 기운은 차가워 물도 얼고 땅도 얼어 갈라지게 한다. 그렇기 때문에 몸속의 양기가 동요하지 않도록 잘 갈무리해야 한다. 인체 역시 이러한 변화에 적응하기 위해서는 일조량의 변화에 따라 해가 지면 일찍 잠자리에 들고 기상은 반드시 해가 뜰 때까지 기다려 천천히 일어나는 것이 좋다. 심신의 태도 역시 마음을 안으로 갈무리하여 숨기거나 감춘 듯 자신만의 의지를 안으로 둔 것같이 하고, 또한 이미 그러한 마음을 갖춘 것같이 하여 밖으로 드러나지 않게 한다. 차가운 한기를 피하고 몸을 따뜻하게 유지하는 한편, 지나친 온기로 인해 양기가 땀과 함께 피부를 통해 빠져나가지 않도록 주의해야 한다. 이것이 겨울의 기운에 상응하는 몸을 기르고 마음과 기를 갈무리하는 양장養藏의 도리이다. 이를 거스르면 겨울의 기운과 어긋나 겨울을 상징하는 수水 장부에 해당하는 신장과 방광의 유기적 시스템에 문제가 발생한다고 보았다.

이처럼 우리 선조들은 대자연의 변화에 맞추어 몸과 마음을 다스렸다. 비교적 사계절의 변화가 뚜렷한 동북아 지역에선 이를 음양오행이라는 규칙적 틀에 맞추어 계통화시켰으며, 수면시간에도 적용하였다. ■

기본법칙
—
02

머리 방향은 북쪽을 향하라

 잠의 마법을 하거나 잠자리를 정할 때, 머리 방향은 아주 중요한 문제다. 요즘은 규격화된 아파트에 살다보니 공간의 적절한 배분을 먼저 고려하느라 방위는 아예 무시하기 쉽다. 그러나 기감(氣感)이 민감한 사람이라면 방위에 따라 잠자리에 무척 신경을 쓰는 경우를 많이 본다.
 결론부터 말해보자. 보편적으로는 '북쪽'으로 머리를 두는 게 맞다. 우주운행의 대원칙을 살펴보면, 우주는 자기장의 흐름과 맥을 같이한다. 우리가 사는 지구는 커다란 자석이나 다름없다. 지구 자기장의 흐름은 지구 내부로는 북쪽에서 남쪽으로 향해 유주하고, 대기권에서는 남쪽에서 발산된 자기입자가 북쪽을 향해 흐른다. 소우주인 우리 인체도 마찬가지다. 인체 에너지의 주요 흐름을 내부적으로 살펴보면, 머리의 백회혈에서 사타구니 언저리의 회음혈로 흐른다. 이는 에너지의 주요 유입구인 입, 코, 눈, 귀에서 입력된 유형의 음식물이나 무형의 정보가 기관지와 식도를 통해 몸 중심부를 따라 흐르는 사이 소화, 흡수되고 찌꺼기는 회음혈 부근의 항문과 요도를 통해 배출되는 것을 보아도 알 수 있다. 이러한 생리작용이 원활하게 이루어진다면 건강한 생활을 유지할 수 있다.

기의 흐름이 최적화된 방향, 북쪽

인체를 지구에 대입한다면, 공간의 자기장이 유입되는 북극 방향은 머리에 해당하고, 유입된 자기장이 배출되는 남극 방향은 회음혈 부위에 빗댈 수 있다. 즉, 머리를 이루는 상부 쪽은 백회혈(S극: 수렴작용)을 중심으로 눈, 코, 귀, 입 등 몸의 입력기관이 위치해 있다. 이와 반대로 회음혈(N극: 발산작용)을 중심으로 한 하부 쪽은 인체 생리상 출력이나 배출기관이 모여 있다.

 달리 말하면 나무를 비롯한 식물은 뿌리를 땅에 박고 생명력을 발휘하지만, 사람은 하늘에 뿌리(머리)를 두고 산다고 할 수 있다. 그래서 식물의 생장점은 나무의 위쪽[1](나무의 끝)에 있는 반면 사람의 키가 자

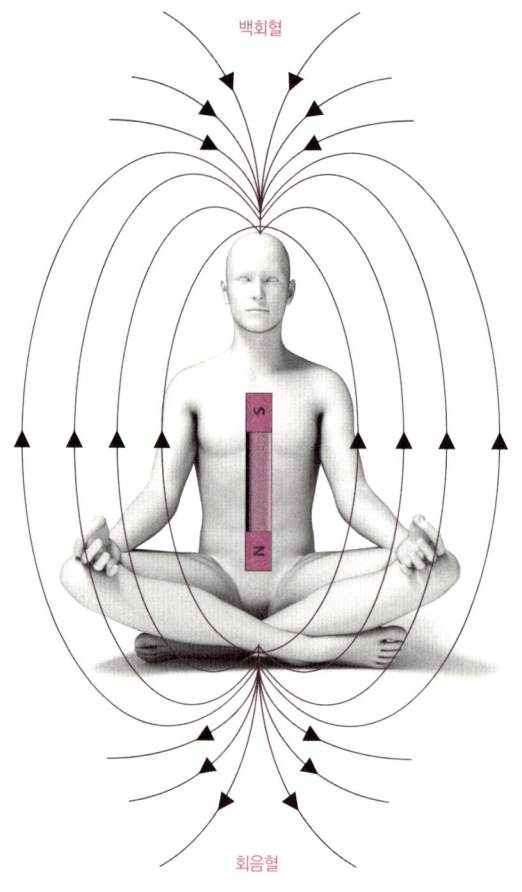

지구의 자기장 흐름과 정좌로 앉았을 때 인체 자기장의 흐름

하루 3분, 수면 혁명

라는 생장점은 다리 등의 하부 쪽에서 더 왕성한 것이다. 좀 더 비약하면 머리카락이 천기를 빨아들이는 뿌리와 같은 역할을 한다고 생각할 수도 있다.

  인체의 근본적인 생명력의 운용은 백회와 회음 사이에서 이루어진다고 볼 수 있다. 생리적인 기능 면에서 보아도 여기에 소재한 모든 기관은 생명 유지에 필수 불가결한 기관이다. 그래서 정좌 수행을 할 때의 자세 역시 백회와 회음이 종시가 된, 마치 자석과 같이 N·S극의 작용원리로 몸을 형상화시키는 것이다. 구체적으로 우주의 기, 즉 천기를 백회(S극, 수렴)로 받아들여 몸을 정화한 후(또는 우주의 기를 내 몸속에서 정화하거나) 회음을 통해 배출하는데, 이는 자석이나 몸 내부에서는 외부의 자기장이 S극에서 수렴되어 중심부를 통과한 후 N극으로 발산되는 이치와 같다고 볼 수 있다. 따라서 지구자기장의 흐름에 맞추어 머리 방향을 정한다면 백회로 천기를 받아들일 수 있게 북쪽으로 향하는 게 맞다. 같은 이유로 전통적으로 가옥을 건축할 때도 자기장의 흐름을 원활하게 하기 위해 가능한 남북으로 앞뒤가 향하게 했고, 신비한 에너지가 흐른다는 피라미드 역시 중심 방향을 남북과 일치하게 축조하였다. 이러한 자연의 이치를 반영하는 관습이 아직도 비교적 잘 지켜지고 있는 게 묘자리이다. 대부분 죽은 사람의 머리 방향을 북쪽으로 향하게 한다. 죽은 자도 이런데 하물며 생기 넘치는 우리는 어떻겠는가.

...

죽은 사람보다 산 사람이 따라야 할 방향, 북쪽

평소 일반인을 대상으로 건강과 명상에 관한 강의를 많이 하는데, 강의 중에 "잠을 잘 때 머리는 어디로 향하는 게 좋을까요?"하고 질문을 던지면 대부분 동쪽이나 남쪽이라는 답이 돌아온다. 다시 "머리를 북쪽으로 향하게 하면 어떨까요?"하고 재차 물으면 으레 반문이 돌아온다. "아니, 죽은 자나 그런 것이지 살아 있는 사람은 당연히 생기 넘치는 동쪽이나 남쪽으로 머리를 향해야 하는 것 아닌가요?" 그럴 때 내가 하는 답변은 "그러나 그것은 우리의 오랜 관념에 의해 형성된 오해임을 생각해볼 필요가 있습니다. 특히 유교의 영향을 받은 우리 조상은 북쪽을 북망산천과 관련하여 죽음과 관련한 방위로 보았고, 해가 뜨는 동쪽은 만물이 태어나고 자라는 약동의 방위로 보았지요. 그래서 기공수련에서 행법을 할 때도 대부분 동쪽을 향해 시작합니다. 고대부터 태양을 숭배한 관념에 의한 것이라는 생각에서입니다. 하지만 소우주인 인체를 자기장의 흐름으로 볼 때 머리를 북쪽으로 향하는 게 보다 큰 자석인 지구자기장의 흐름과 일치시키는 것이죠. 그것이 자연스러운 대자연의 흐름에 따르는 것입니다." 그렇게 설명하면 대부분 수긍한다.

  물론 이것은 하나의 큰 틀에 불과하며 모든 사람이 천편일률적으로 그렇게 해야 한다는 뜻은 아니다. 우리 인체는 각양각색이다. 특히 갓난아이들이 잠자는 모습을 보면 딱히 머리 방향을 고정할 수는 없다는 점을 관찰할 수 있다. 이는 지구 에너지 흐름의 변화에 따라 자신에게 유익한 수신을 위해 수시로 잠자리 방향을 바꾸는 것이다. 그러나 기의 흐름을 민감하게 감지할 수 있는 심신수련을 할 때 머리를 북쪽으로 향하는 편이 가장 용이하다는 점을 간과할 수는 없다. 내 경우는 주로 누워서 하는 와선인 잠의 마법을 하는데, 이때는 늘 북쪽으로 머리를 둔다.

악몽에 시달린다면 머리 방향을 바꾸어보라

나는 거의 매일 잠자리에 들어 2~3시간씩 잠의 마법 수행을 10여 년째 하고 있다. 반듯하게 누워서 먼저 마음을 운용한 이완법, 즉 뇌와 척추 및 장기 등을 20여 분간 바라보며 몸 전체를 편안하게 이완한다. 그런 다음 호흡과 마음을 주도면밀하게 지켜본다. 수행 초기에는 20호흡도 안 되어 깊은 잠 속으로 빨려들어 갔지만, 요즘에는 2~3시간 동안 이어지는 수행시간 내내 고요히 깨어 있다. 이 시간 동안 몸을 통해 많은 것을 깨달을 수 있었다. 즉, 우리 인체는 자기의 흐름에 민감하게 반응할 뿐 아니라 방향에 따라 건강의 척도인 혈액순환에도 영향을 준다는 사실 등이다.

깊은 잠을 잘 수 없다며 나를 찾아온 사람들에게 이러한 방법과 함께 북쪽으로 머리 방향을 바꾸어주었더니 불면증을 해소했을 뿐만 아니라 몸도 개운해졌다고 한다. 대부분의 사람이 이구동성으로 하는 말은 "처음엔 북쪽으로 머리를 두고 잔다는 것 자체가 무척 께름칙했죠. 어렸을 때부터 북쪽에 머리를 두는 것은 죽은 사람이나 하는 짓이라고 어른들한테 귀에 못이 박히도록 들어와서요. 그런데 막상 해보니 첫날부터 느낌이 달랐어요. 일러주신 대로 발이 차가우면 숙면을 취할 수 없으니, 족욕을 하고 또 수면 양말을 착용해서 그런지 마음도 편안해져 불과 일주일 정도 연습했더니 숙면을 취하게 되더라고요."라는 것이다.

나 역시 동서남북은 물론 8방위로 방향을 바꾸어가며 잠의 마법을 해보았는데, 머리를 북쪽으로 향했을 때가 집중도 잘되고 효과도 좋았다. 집의 여건상 북쪽으로 향하는 게 용이치 않다면, 변화 가능한 방향을 선택해 시험해볼 필요가 있다. 꼭 북쪽을 고집하지 않더라도, 잠자리에 들었을 때 숙면을 취하지 못하고 수시로 깬다거나 악몽이나 온갖 꿈을 꾼다면 잠자리의 방향을 바꿔보는 게 좋다. 우리 몸은 생각 이상으로 공간의 모양에 따라 발생하는 에너지 값인 '꼴값'과 '기'에 민감하게 반응하는 살아 있는 생명체로서 슈퍼컴퓨터보다 뛰어난 제어시스템에 의해 운용되고 있기 때문이다.

살아 있는 모든 생명체는 공간 에너지의 영향을 받고 있다. 에너지

중에서도 가장 확실한 방향성을 지니고 남북으로 유주하는 자기장을 무시할 순 없다. 소우주인 우리 인체와 대우주인 지구 자기장의 흐름에 일치시키는 게 바로 잠을 잘 때의 머리 방향이다. 그러니 수면 시 머리 방향을 바꾸는 것만으로도 심신수양의 길에 들어선 것이라 할 수 있다.

쾌적한 잠자리를 위한
선인의 지혜

옛 선인들은 집을 지을 때 가능한 쇠붙이를 사용하지 않으려 노력했다. 고궁이나 고건축물을 보자. 나무기둥을 서로 연결할 때도 암수로 홈을 만들어 고정시켰으며, 집안에 들여놓을 가구들도 이러한 기능을 활용하고 가능한 한 쇠못을 사용하지 않았다. 왜 그랬을까?

그 이유는 땅 속과 표면으로 흐르는 지기(地氣)의 흐름을 방해하지 않기 위해서였다. 쇠붙이가 지기를 방해하는 이유는 지기는 쇠붙이와 친화성을 보이는 자기(磁氣)적 성향이 강하기 때문이다. 지구 역시 하나의 커다란 자석이기 때문에 남북으로 흐르는 자기장에 왜곡이 생기면 눈에 보이지 않는 장애가 발생한다는 점을 선인들은 이미 간파한 것이다.

인류는 오래전부터 자석을 활용하였다. 기원전 210년경에 저술된《여씨춘추(呂氏春秋)》를 보면 철을 끌어당기는 자석과 함께 남쪽 방향을 가리키는 지남차(指南車)에 대해 기록하고 있고, 지구 자기장의 흐름으로 방향을 파악하는 나침반 역시 1세기경 중국에서 활용되었다. 조중근(영동대학교)·김성일(대전대학교) 교수가 발표한 논문《한국 종가와 아파트에 대한 지자기 분석1998》을 보면 흥미로운 사실이 등장한다. 철재 사용이 비교적 적은 한국의 종갓집은 지자기地磁氣가 균일한 반면 철근골재가 활용된 대도시의 아파트는 자기장의 편차가 크고, 특히 거의 쇠로 만들어진 엘리베이터 부근은 더욱 심각하다는 것이다. 과거 일본 사람들이 우리나라의 지맥을 끊기 위해 쇠말뚝을 산맥의 주요 지점에 박아놓은 이유도 이와 무관하지 않다. 자기장의 흐름을 왜곡시키자면 쇠말뚝 외에 마땅한 수단이 없었던 것이다. 그래서 옛사람들은 죽어서 들어가는 관에도 쇠못 대신 나무못이나 대나무못을 활용했다.

지구 전체적으로는 평균 0.5가우스의 자기장이 흐르는데, 극지방으로 갈수록 자기장의 밀도가 높아진다. 달리 말하면 온도가 높은 지방일수록 자기장의 밀도가 낮다. 세계적인 장수촌인 일본의 오키나와, 파키스탄의 훈자, 그루지아의 코카사스 등이 적도 주변보다 북위 30~50도 지역에 분포해 있는 것도 이와 무관하지 않을 것이다. 지구 온난화 역시 지구 자기장의 변화에 상당한 영향을 미칠 것으로 보인다.

고층건물이 즐비한 현대도시의 주요 건축골재가 철근이나 철재

이기 때문에 도심지역은 한적한 시골에 비해 자기장의 교란이 심각하다. 현대인의 질병이 날로 다양해지고 있는데, 이러한 건축 여건과의 관련성 역시 무시할 수 없을 것이다. 선인들의 건축정신을 다시 한 번 되새겨보고 사람 사는 공간만이라도 적용해보는 것이 어떨까 하는 생각이 든다.

지구 자체뿐 아니라 우주 모든 공간에는 보이지 않는 자기장이 형성되어 있다. 인류를 비롯한 모든 생명체는 공간의 자기와 각 개체가 갖고 있는 고유의 생체자기의 공명 magnetic resonance 작용에 힘입어 생명력을 유지하고 있다. 인류는 그러한 자기의 작용을 인체의 치료에 적용하기 위해 다양한 시도를 해왔다.

자석을 치료 수단으로서 가장 먼저 적용한 나라는 중국이다. 한나라 시대 사마천의 《사기 史記》에는 "제왕의 시의가 병이 들었는데 제 스스로 오석 五石을 달여 마셨다"고 하는데 오석이란 단사, 웅황, 백반석, 증청, 자석을 말한다. 기원전 3세기경 희랍의 의사들은 설사를 멎게 하는 지사제로 자석을 사용하였는가 하면, 더 이전인 기원전 5세기경에는 자석으로 사지의 관절병과 경련 등을 치료하였다는 기록도 남아 있다.

또 11세기경에는 아랍의 의사가 자석을 가지고 위장병, 간병, 수종, 대머리 등을 치료하였고, 이 외에도 스위스, 오스트리아, 프랑스 등 유럽에서도 붐을 일으켰다. 프랑스는 1815년 파리에 자석치료학회를 설립하기도 하였다. 최초의 기기機器적 성격을 갖춘 자석 치료기는 이탈리아 의사가 고안한 금속견인기로, 전기를 통전시켜 각종 동통을 치료하였다고 기록되어 있다. 최신 진단장비인 MRI Magnetic Resonance imaging 역시 인체의 자기공명현상을 응용한 것으로, 자기장을 치료수단으로 연구하는 것이 전 세계적으로 보편화되어 있다.

  충남대학교 정두희(외 3인)는《지자기장의 변화》라는 논문에서 "지구 자기장의 강도는 지난 2,500년 동안 약 40% 정도 감소했다"고 발표했는데, 이러한 현상이 질병 증가의 한 요인이 되고 있으며, 이를 자기력결핍증후군MDS(Magnetic Deficiency Syndrome)이라고 한다. 지구 자기장의 약화는 곧 인체 자기력의 결핍을 초래하여 생명력에 이상을 일으키며, 최근 심각한 문제로 대두되고 있다. ■

기본법칙
—
03

잠들기 전에 간절하게 소망을 기원하라

살다 보면 누구나 간절한 소망을 이루기 위해 기도를 하게 된다. 기도는 언제 하는 것이 가장 강력한 효과를 발휘할까? 결론부터 말하자면 잠들기 전에 하는 기도가 가장 효과적이다. 특히 건강을 회복하는 데도 이 시간대를 잘 활용하면 큰 효과를 볼 수 있다.

...

생각을 그대로 흡수하고 전달하는 뇌간

우리 몸의 명령체계인 대뇌와 뇌간, 그리고 소뇌의 유기적인 관계를 안다면 잠의 중요성을 간과할 순 없을 것이다. 먼저 대뇌는 주로 이성적인 판단을 내리거나 감정 등을 인식하는 작용을 한다. 새롭게 입력된 정보와 기존에 축적된 정보를 가지고 대뇌에서 어떤 대상에 대해 긍정적인 판단이나 부정적인 판단을 내리게 되는데, 옳지 못한 정보에 계속해서 노출되었을 경우에는 자기만의 잘못된 신념이 형성되기도 한다.

평소 우리가 하는 다양한 생각이 바로 대뇌에서 구체화되는 것이다. 이러한 생각은 대뇌에만 머무는 게 아니라 곧바로 뇌간에 입력되어 자율신경계를 통해 온몸에 영향을 미치게 된다. 그렇기 때문에 일상생활에서뿐만 아니라 잠자리에서 갖는 생각에 따라 몸의 변화를 실현시킬 수 있는 것이다. 자신의 의지에 따라 부정적인 인식을 긍정적인 인식으로 바꿀 수 있으며, 또 학습을 통해 잘못된 습관을 새롭게 바꿀 수 있다. 이처럼 우리의 의지가 반영된다는 점에서 대뇌는 뇌간과 다르다.

뇌간은 뇌에서 대뇌 반구와 소뇌를 제외한 뇌의 나머지 부분을 총칭한다. 대뇌나 소뇌가 의식적인 여러 활동이나 조절에 관계하고 있는데 비해 뇌간은 무의식적이면서 본능적인 활동, 예를 들자면 생명 유지를 위해 필수적인 호흡이나 체온, 혈압 조절과 같은 내장 기능의 중추 역할을 한다. 그런 점에서 뇌간은 생명을 유지하고 살아가는 데 필수적인 기관이고, 대뇌와 소뇌는 보다 잘 살아가는 데 도움을 줄 수 있는 서브구조라 할 수 있다.

생명을 유지하고 살아가는 데 필수적인 뇌간은 직접적으로는 우리의 의지가 반영되지 않는 생명 중추의 소프트웨어라 할 수 있다. 달리 말하면 뇌간은 대뇌와 소뇌에서 전달되어 오는 모든 정보를 좋든 싫든 취사선택 없이 그대로 반영한다. 그러기에 평소의 긍정적인 생각이 중요하다. 대뇌에서 행복한 생각을 하였다면 이 정보는 그대로 뇌간에 반영되고, 뇌간은 이 정보를 토대로 교감신경과 부교감신경으로 이루어진 자율신경계를 통해 전신에 연락하여 행복한 생각의 정보를 퍼뜨린다. 이러한 유기적인 작용 때문에 항상 긍정적인 생각을 하는 사람과 부정적인 생각에 휩싸인 사람은 신체 건강 면에서도 엄청난 차이를 보이는 것이다.

...

잠들기 전에 입력한 정보는 잠자는 시간 내내 유지된다

대뇌와 뇌간의 역할을 이용하여 '잠에 마법을 건다'면 놀라운 결과를 도출해낼 수 있다. 낮 동안 무수한 정보에 노출되는 대뇌는 불필요한 정보까지 뇌간에 전달하여 우리 몸을 피곤하게 하는 반면, 수면시간에는 대뇌의 의식 작용이 쉬고 뇌간만 고유의 역할을 수행하기 때문에 신속하게 신체의 각 기능을 회복시킬 수 있다. 이때 주의할 점은 수면시간에 대뇌에서 이루어진 마지막 의식 작용이 뇌간에 강력한 영향을 미치기 때문에 어떠한 정보를 입력하느냐에 따라 잠의 질이 달라진다는 사실이다.

잠들기 전에 입력한 정보는 잠자는 시간 내내 유지된다. 혹시 '내일은 특별한 날이므로 5시 50분에 일어나야지'라고 마음속으로 다짐하고 잠이 든 다음날, 거짓말처럼 정확히 그 시간에 눈을 떠본 적은 없는가? 아니면 '내일은 중요한 회의가 있으니 푹 자고 상쾌한 기분으로 일어나야지'라고 입력한 뒤 다음날 실제로 그렇게 된 경우도 있지 않은가? 이런 일이 생기는 이유는 마지막으로 뇌간에 입력된 정보가 그대로 기상 때까지 유지되고, 뇌간은 그대로 명령을 수행하기 때문이다.

그런 이유로 다른 어느 때보다 잠자리에 들기 전에 '나는 행복한 사람'이라고 생각하는 것이 우리 몸에 훨씬 강력한 영향을 미친다. 보통 사람은 기상과 함께 하루 일과를 계획하지만, 계획이 끝나면 곧바로 일상으로 돌아가 다양한 생각과 번민에 노출되는 사이 입력한 정보는 금방 지워져 버린다. 그렇기 때문에 어떤 목표를 성취하기 위해서는 아침기도보다는 저녁, 그것도 잠자리에서 하는 기도가 훨씬 강력한 효과를 발휘하는 것이다.

한 번은 목 디스크 때문에 1개월 후 수술을 앞둔 40대 후반의 남성을 만났다. 수술은 하기 싫은데 어찌할 방법이 없다는 거였다. 나는 잠의 마법을 권했다. 구체적으로 인터넷에서 아주 곧고 건강한 경추의 사진을 프린트하여 그에게 건네주고 머리맡에 붙여두고 잠자기 전에 건강한 경추의 모양을 이미지화하며, '나의 경추도 반드시 저렇게 건강한 모습으로 회복될 것'이라고 주문을 외우듯 집중하여 되뇌이게 했다. 처음엔 반신반의하는 눈치였지만, 달리 손을 쓸 수도 없는 노릇이니 속는 셈치고 수술받기 전까지 내 말을 따르기로 약속했다.

    그는 한 달 동안 약속을 잘 지켰고, 그 후 병원에 가서 엑스레이를 찍었더니 뼈가 정상으로 돌아와 있어서 의사도 깜짝 놀랐다고 한다. 그는 이제 잠의 마법 신봉자가 되어, 다른 장기나 몸이 조금 아플 때면 병원이나 약을 찾지 않고 이 방법을 먼저 쓴다. 지난 3년 동안은 백발백중이어서 수시로 드나들던 병원과 약국에 통 발걸음을 하지 않고 지냈다고 하니, 얼마나 다행한 일인가!

잠자리에서 질병을 치유하는 법

이러한 방법으로 잠자리에서 자신의 질병을 치유한 사례는 무수히 많다. 일일이 열거할 수는 없지만, 한 번은 40대 중반의 여성을 만났는데 한눈에 보아도 병색이 완연했다. 몸은 왜소했고 얼굴에는 핏기도 없이 누렇게 떠있었다. 소화가 안 되는 것은 물론 하복부의 통증 때문에 정상적인 활동도 어렵고 계속해서 체중이 줄어 40kg에도 미치지 못했다. 큰 병원에서 온갖 검사를 하였는데도 큰 이상은 없고 단지 신경성이라며 안정을 취하고 식생활을 규칙적으로 하라기에 그렇게 하였지만, 뚜렷하게 호전되는 기미가 안 보여 궁여지책으로 나를 찾아왔다는 것이다. 손발을 만져보니 차가웠고 복부는 물론 하복부도 차갑고 딱딱한 응결이 잡혔다.

먼저 일상에서 손발을 따뜻하게 하는 데 유리한 족욕법과 올바로 걷는 법, 잠자리에서의 수면 양말 착용, 그리고 잠의 마법에 필요한 신체 이완법과 호흡법을 알려주고 집중해서 일주일간 정성을 쏟으라고 당부하였다. 일주일 후에 다시 온 그 여성은 아직 통증은 여전하지만 손발은 어느 정도 따스해졌다며, 다음 단계를 원하는 눈치였다. 그래서 건강한 위와 함께 하복부에 위치한 소장과 대장, 방광, 난소가 그려진 그림을 프린트해주면서 다음과 같이 일러주었다.

"이 그림을 눈을 감고도 이미지로 환하게 떠올릴 수 있을 만큼 머릿속에 익히세요. 그리고 편안하게 누운 뒤 알려준 방법대로 손발을 훈훈하게 한 다음에 이미지를 떠올리고 복부에 위치한 장기들을 주시하면서 그림처럼 건강해진 모습을 상상하세요. 낮에도 시간을 내서 하시고, 특히 잠자리에 들 때는 더욱 집중하여 상상 명상을 하는 겁니다."

일주일 후에 다시 찾아온 그 여성은 입가에 미소를 지으며 "통증이 많이 줄어든 것 같다"며 신기해한다. 그 뒤로 계속해서 잠의 마법을 실천하여 불편함을 해소하였고, 1년이 지난 이후부터는 삶의 활력을 되찾았다고 신이 나 있다.

건강관리는 물론 다른 염원도 마찬가지다. 혹시 간절히 이루고 싶은 꿈이 있다면 평소 소원을 위한 노력을 기울이는 한편, 밤에 시간을 내어 경건하고 집중된 상태에서 자신만의 긍정적인 입면의식을 거행해보자. 간단한 방법이지만 놀라운 효과를 볼 수 있을 것이다. 마음으로 꾸미는 자신만의 희망적인 '꿈'은 몸에 그대로 반영되기 때문이다.

기본법칙

04

비램 수면에서 심신을 변화시키자

대뇌와 소뇌, 뇌간의 이러한 관계성 때문에 평소의 생각이 몸에 그대로 반영된다. 그러나 일상에서 이러한 생각들을 지속해나가기가 쉽지 않다. 명상과 같은 특별한 시간이 아니라면 일상에서 우리는 수많은 생각에 노출되어 있기 때문이다.

  반면 하루 중 8시간 내외를 차지하는 수면시간이라면 상황이 달라진다. 일상에서처럼 온갖 잡념과 망상이 떠오르는 얕은 잠과 어떠한 생각도 일지 않는 무념무상의 깊은 잠이 반복되기 때문에 이를 잘 활용하면 놀라운 결과를 몸에 반영할 수 있다. 이것이 바로 기초적인 잠의 마법에서 행하는 입면의식이자 수면명상법이다.

우리 인체는 수면 시에 몸의 휴식을 위해서는 램 수면을, 뇌의 휴식을 위해서는 비램 수면을 교대로 취한다. 보통 90여 분을 주기로 비램 수면(70분) ▶ 램 수면(20분) ▶ 비램 수면 ▶ 램 수면이 반복된다.

...

얕은 잠이자 신체의 잠, 램 수면

램 수면은 잠들어 있는 것 같지만 뇌의 활동에 따라 눈동자가 급하게 움직이는 얕은 수면 상태를 말한다. 이때 대뇌에서는 꿈을 꾸기 때문에 뇌파는 일상생활 시와 별반 다를 바 없지만 몸의 근육은 완전히 이완되기 때문에 '신체의 잠'이라고도 할 수 있다. 램 수면 시 대뇌에서는 일상에서 얻은 다양한 정보를 기억장치에 저장된 정보와 연결시키거나 불필요한 정보를 지워내는 아주 중요한 작업을 한다. 인간은 그중 극히 일부만 알아차리게 되는데, 그것이 바로 꿈이다. 보통 사람의 경우 이때 꾸는 꿈의 내용을 채 1%도 기억해내기 어렵다. 또한 램 수면은 근육이 이완되는 신체의 잠이라고 할 수 있기 때문에 악몽을 꾸며 도망가려 해도 마음처럼 움직일 수 없는 것이다.

그러나 램 수면 상태의 뇌에서는 심층의 잠재의식과 무의식에 내재된 정보력을 동원하여 잠자기 전 입면의식 때 던졌던 의문을 풀어주기도 한다. 일상에서는 미처 생각지도 못했던 새로운 아이디어가 떠오르기도 하며 문제해결의 실마리를 램 수면 시 꿈을 통해 제공하기도 하는 것이다.

'상대성이론'으로 유명한 아인슈타인은 풀리지 않는 의문에 대해 잠자기 전 문제 제기를 하고 꿈을 통해 유용한 정보를 얻으면 메모를 하기 위해 침대 맡에 항상 펜과 노트를 두었다고 한다. 러시아의 유명한 화학자 멘델레예프가 원소주기율표를 완성한 것도 꿈을 통해서였고, 만유인력의 법칙을 발견한 뉴턴 역시 난해한 수학문제를 꿈을 통해 해결했다고 고백한 사실들이 이를 입증한다.

무념무상 정신의 잠, 비램 수면

비 램 수면은 주로 인식작용을 하는 대뇌와 소뇌는 휴식기에 들어가고 반대로 신체는 깨어 있는 상태의 깊은 잠을 말한다. 자는 동안 몸을 뒤척이기는 하지만 대뇌가 잠들어 아무런 꿈도 꾸지 않기 때문에 누가 흔들어 깨워도 알아채지 못할 정도로 깊은 잠에 빠져든다. 다만 이때는 생명을 유지하며 살아가는 데 꼭 필요한 뇌간만이 대뇌와 소뇌의 다양한 정보로 인한 간섭 없이 본연의 임무를 수행한다.

그렇기 때문에 램 수면 때와 달리 호흡과 뇌파도 안정될 뿐만 아니라 몸 전체의 생리작용이 정상적으로 가동될 수 있도록 최대한 신체

각 부위를 원상으로 환원시키려고 한다. 숙면 중에는 우리가 인식할 수 있는 의식작용이 멈추기 때문에 무념무상의 상태를 유지할 수 있다. 숙면을 취하고 나면 피로가 가시고 심신이 말끔해지는 이유는 대뇌나 소뇌의 인식작용으로 인해 복잡하게 자율신경계를 가동해야 하는 부담이 없는 무념무상의 상태에서 뇌간이 오직 생명력 유지에 필수적인 역할만 수행할 수 있기 때문이다. 입면의식에서의 신체적인 건강 회복은 바로 비램 수면에서 이루어진다.

...

일상에서는 해결되기 힘든 문제를 잠을 통해 풀다

잠의 마법은 이러한 잠의 메커니즘을 활용해 수면을 통하여 자신이 원하는 목표를 달성하는 것이다. 즉, 램 수면과 비램 수면을 반복하는 '신체의 잠'과 '뇌의 잠'을 통하여 일상에서는 해결하기 힘든 문제를 풀어낼 수 있는 것이다. 입면의식을 행할 때는 다음과 같은 문제 제기를 통해 당면 문제를 해결할 수 있으니 직접 한 번 시험해보기 바란다.

첫째, 일상에서 골머리를 싸안아도 해결되지 않는 사안에 대해 해결책은 무엇일까 문제 제기를 하라. 램 수면 동안 잠재의식에 저장된 정보가 현실 문제와 연결되어 새로운 아이디어를 제공해줄 것이다. 나는 수련에 관한 고서에서 이해가 되지 않거나 의문이 가는 점, 혹은 일상의 복잡한 문제나 철학적 사유에 관한 의문이 생기면 메모해 두었다가 입면의식을 행하는 동안 의문을 제기한다. 다음날 아침 기상과 함께 꿈에서 얻은 힌트를 메모하기도 하고, 또는 명상을 하거나 집 주변 숲을 산책하다가 이때 제기했던 의문을 해결하는 경우가 많다.

둘째, 평소 불편한 신체 부위에 의식을 집중하고 건강하게 회복된 모습을 구체적 이미지로 떠올리며 복구 명령을 내린다. 5회 정도 집중해서 복구 명령을 내려야 한다. 고요함에 이르는 입정의 훼방꾼이랄 수 있는 대뇌와 소뇌가 잠든, 뇌의 잠인 비램 수면 시에는 생명력의 소프트웨어가 저장된 뇌간에서 몸 전체를 리셋하여 원래의 상태로 복구하기 때문이다.

...

잠은 죽은 시간이 아닌 새로운 창조의 시간이다

7년여 전 교통사고로 대퇴골과 무릎을 다쳐 40여 일을 병원에 입원한 적이 있었다. 밤늦게 차들이 멈춘 횡단보도를 건너는데, 갑자기 신호등을 무시하고 빈 차선으로 달려 온 총알택시에 치여 오른쪽 대퇴골에 금이 가고 무릎 연골이 손상되었다. 나는 잠의 마법을 수련하는 중 온몸이 이완되면 금이 간 대퇴골을 마음으로 바라보며 진액이 뼈를 보다 튼실하게 메워주는 모습을 상상했고, 무릎 연골 역시 복원된 모습으로 이미지 트레이닝을 했다. 그리고 누워 있는 내내 다치기 전의 건강한 모습을 떠올리기도 하고, 다 나아 산책하는 모습을 이미지로 그려보며 잠의 마법을 수행하였다. 담당의사가 놀랄 만큼 빠른 회복 속도를 보여주었던 것도 바로 입면의식을 통한 복구 명령과 잠의 마법 덕분이었다.

 이러한 인체의 기능 때문에 잠들기 전 입면의식을 갖는 것만으로도 자신의 몸과 마음을 원하는 대로 바꿀 수 있다. 그런 점에서 잠은 곧 죽은 시간이 아니라 자신을 개혁하고 새롭게 창조할 수 있는 축복의 시간인 것이다. 미국이 낳은 20세기의 유명한 예언가이자 영적치유 능력을 보여준 에드가 케이시 Edgar Cayce 역시 잠을 통해서 많은 업적을 이루어냈다. 그의 예언의 대부분은 수면 상태에서 잠재의식을 우주의 정보망과 연결하여 세계적인 대변동과 지진, 지구의 이변현상과 같은 방대한 양의 정보를 알아낸 것이다. 또한 잠자는 상태에서 수많은 불치병 환자를 영적 능력으로 치유하였다. 이 모든 게 잠을 활용하지 않았으면 어려웠을 일이다. 나는 그가 남긴 수많은 말 중에서도 "영혼은 생명이며, 생각은 건축가이고, 육체는 그 결과이다"라는 금언을 가장 소중하게 생각한다.

기본법칙
—
05

잠자기 전 3분의 마법,
자신만의 입면의식을 거행하라

이제는 잠의 마법을 행하기에 앞서 아주 중요한 자신만의 입면의식을 치를 차례다. 대략 3분 내지 5분 정도가 소요된다. 딱히 시간을 고정할 필요는 없지만 자신의 몸과 마음을 변화시킬 수 있는 중요한 의식이 될 것이기에 경우에 따라 시간을 조정하면 된다.

입면의식에 앞서 다음의 몇 가지 사항을 꼭 머릿속에 기억해두고 되새김질하는 게 좋다.

첫째, 자신이 왜 잠의 마법을 행하는지 확실한 목적의식을 가진다.

둘째, 종교적 서원을 세우듯 심신이 잠의 마법을 통해 회복되고 조화롭게 된다는 결과적 사실에 대한 믿음을 가진다.

셋째, 평소에도 잠깐씩이나마 잠의 마법을 통해 변화된 자신의 모습을 이미지로 그려보며 상상한다. 그래야만 잠의 마법에 대한 믿음을 다질 수 있다.

잠의 마법 초기에는 몇 호흡을 지켜보기도 전에 깊은 잠 속으로 빠져들기 때문에 이러한 입면의식은 반드시 잠들기 전에 해야 한다. 내 경우를 예로 들어 살펴보면 잠의 마법을 행하기에 앞서 변화된 나의 모습을 그려보며 꼭 주문을 외듯 나만의 마법을 건다. 매번 행하는 주문이 같지는 않지만 대략 이렇다.

"잠의 마법 도중에 깊은 잠에 빠져도 우주의 정미한 기운이 피부의 숨구멍과 코를 통해 드나들며 내 몸은 깨끗이 정화된다. 내 몸에 지나치게 많은 물질과 에너지는 기화氣化를 통해 몸 밖으로 빠져나가 또 다른 사물에게 보시될 것이다. 그로 인해 나의 오장육부는 물론 몸의 각 기관들이 조화를 이루고 원래의 기능을 회복할 것이다."

이러한 주문 후에는 반드시 그렇게 된 자신의 모습을 이미지화하여 바라봐야 한다. 처음에는 쉽지 않겠지만 주문을 외우면서 동시에 그렇게 된 자신의 모습을 이미지화해도 좋다.

어떠한 이유로 몸의 특정 부위가 불편할 때는 건강하게 회복된 모습을 집중해서 그려보기도 하고, 아프기 전의 건강한 모습을 떠올리며 그렇게 될 거라는 확신을 되뇌이기도 한다. 앞에서도 살펴보았지만 우리의 몸은 마음먹은 대로 이루어지기 때문이다. 마음 집중이 잘되지 않을 때는 나지막하게 읊조리거나 마음속으로 소리를 내면 잡념이 일지 않고 행할 수 있다. 주문과 동시에 이미지를 떠올리면 좀 더 효과적이다.

...

잠들기 전, 변화된 자신의 모습을 떠올리는 것만으로도 충분하다

입면의식이 중요한 이유는 대뇌와 소뇌, 뇌간과의 관계성 때문이다. 전두엽, 측두엽, 후두엽, 두정엽으로 나뉜 대뇌와 소뇌는 고등동물일수록 발달된 후천적 기관으로 희로애락과 같은 감정은 물론 보고 느낀 대로 판단하고 새로운 정보를 가공할 수 있다. 즉, 옳고 그름을 학습에 따라 판단하고 생각한다. 자신의 의지에 따라 어떠한 사안에 대해 긍정적이거나 부정적인 생각을 일으킬 수 있다. 상상력을 통해 자신의 건강한 모습을 이미지화하는 것도 바로 대뇌에서 이루어진다.

　그러나 원시적인 뇌라 할 수 있는 뇌간은 대뇌와 같이 시시비비를 가려내거나 상상력을 동원할 수 없다. 다만 대뇌와 소뇌에서 받은 정보를 받아 그대로 수행할 뿐이다. 즉, 갑자기 무서운 생각을 대뇌에서 일으키면 그 정보에 대한 사실 여부와 상관없이 그대로 받아들여 자율신경의 교감신경을 통해 전신에 전달, 긴장의 결과인 닭살을 돋게 한다. 최면은 바로 대뇌와 뇌간의 이러한 역학관계를 이용한 거짓 작전인 것이다. 반대로 편안하고 아늑한 생각을 하면 자율신경계의 부교감신경을 통해 전신의 세포에 이러한 정보를 전달, 몸 전체의 긴장을 풀고 편안하게 이완이 되게 한다. 이러한 생각이 지속될수록 몸은 더욱 더 편안하게 이완된다.

입면의식에서 행하는 마법과 같은 주문은 대뇌에서 상상력을 통해 만들어내지만 그것을 실행하는 것은 뇌간이기에 이러한 의식이 중요한 것이다. 몸을 새롭게 바꾸는 환골탈태란 지금 이 순간에도 누구나 이루어지고 있다. 중요한 것은 이러한 변화가 일어나고 있는 시점에 주인인 마음이 깨어 지켜보고 있는가이다. 희노애락에 얽매이지 않고 순수한 마음을 유지한 채 5년만 지낼 수 있다면 지금의 모습에서 완전히 벗어날 수 있을 것이다. 어렵다면 적어도 긍정적인 마음을 통해 즐거운 마음으로 일상을 보내려 노력한다면 온갖 질병에서 벗어날 수는 있다. 이러한 효과를 최대한 증진하는 방법이 곧 잠의 마법에서 갖는 자신만의 입면의식이다. 잠들기 전, 새롭게 변화된 자신의 모습을 떠올리는 것만으로도 좋은 효과를 기대할 수 있다.

3

잠의 마법 준비하기

이완법

적어도 잠자는 시간만이라도 모든 걸 내려놓고
자신과 소통할 수 있는 창구로 만들 수 있다면 어떨까.
이러한 창구가 곧 이완법이다.
몸과 마음의 이완이 중요한 이유는
잡념을 없애고 마음 집중을 잘하기 위해서다.
짧은 시간에 간단히 이완할 수 있는 방법은 물론
몸 전체를 상세하게 이완하는 법에 대해 알아보자.

이완법
—
01

마음을 평화롭게 하는 긴장 해소법

우리 몸은 마음의 상태를 그대로 반영한다. 그래서 심신일체라 했다. 그만큼 몸과 마음은 유기적인 관계 속에서 서로 영향을 주고받는다. 몸의 긴장 완화를 통해서 마음을 평화롭게 하는 방법이 요즘 유행하는 요가, 기공, 스트레칭 및 각종 운동법이다. 또한 마음의 긴장 해소를 통해 몸을 평안하게 하는 방법이 여러 종교에서 행하고 있는 각종 수양법이다. 그렇다면 여러분은 몸과 마음을 평화롭고 화기롭게 이완할 수 있는, 적어도 하나쯤의 방법을 시행하고는 있는가. 심신이 괴리되었을 때 어떠한 현상이 나타날까. 겪어본 사람은 알 것이다. 그 고통이 일상생활을 하는데 얼마나 장애를 주는지 말이다.

만병의 근원, 심신의 긴장

몸과 마음의 관계가 어긋날 경우 마음은 번민을 일으키고 몸은 통증이나 마비 등과 같은 불편을 호소하게 된다. 우리 몸 특정 부위가 가렵거나 경직되었을 때, 몸의 운용 주체인 마음이 깨어서 해당 부위를 주도면밀하게 관찰만 해도 어렵지 않게 해소할 수 있다. 물론 만성화된 질병현상은 그만큼 시간이 소요된다. 반복된 특정 부위의 긴장을 몸의 운용주체인 마음이 몸 밖의 대상에만 몰두하고 감각하지 못한 채 쌓였고, 그로 인해 해당 부위로 혈액순환이 원활치 않은 탓이다.

그러나 방법은 있다. 이럴 경우 편안한 자세로 누워, 불편한 부위를 마음으로 바라보며 최대한 긴장이 완화된 모습을 상상만 해도 상당한 효과를 볼 수 있다.

예를 들어, 허리를 굽히는데 양손 끝이 발목 부위까지밖에 이르지 못한다고 했을 때, 최대한 편안한 자세로 누워서 자신이 유연한 체조선수처럼 앞가슴이 다리에 밀착된 채 이제는 손목 부위가 발끝까지 부드럽게 닿는 모습을 상상하며 10여 분만 지켜보자. 놀라운 현상이 일어날 것이다.

왜 그럴까? 동양학에서는 이를 심기혈정心氣血精의 원리로 파악하고 있다. 다시 말해서 마음을 몸 안의 특정 부위에 집중하면 몸을 유동하는 기가 일어서고 뒤따라 물질적 에너지원을 공급하는 혈액 순환이 원활해지면서 세포의 구성요소인 정 또한 왕성해진다는 것이다. 무형의 마음이 어디에 머무느냐에 따라 파동 형태의 기를 뒤따르는 것들 역시 그 행보를 같이 한다.

여기서 가장 중요한 것은 마음을 통해 몸의 불편한 부위에 어떠한 정보를 보내느냐이다. 짜증과 같은 조급한 생각, 즉 잘못된 생각이 넘쳐나면 몸에도 부정적인 파동이 생겨나고 그로 인해 해당 부위는 물론 전체적인 신체의 공명 현상에 악영향을 미친다. 반대로 긍정적인 생각을 하면 순식간에 관찰 부위는 물론 70조 개에 이르는 몸 안의 모든 세포 역시 좋은 생리적 여건을 조성하게 된다. 그래서 공자는 "홀로 있을 때라도 도리에 어그러짐이 없도록 몸가짐을 바로하고 언행을 조심하라"는 신독으로써 평소의 생각과 언행의 중요성을 강조했다.

마음먹기에 따라서 우리 몸은 얼마든지 좋은 쪽으로든 나쁜 쪽으로든 변화를 일으킨다. 우리가 인식하지 못할 뿐 몸은 이 순간에도 엄청난 변화를 거듭하고 있다. 그 변화의 향방에 결정적인 역할을 하는 것이 바로 매 순간 걷잡을 수 없이 변화를 일으키고 있는 '마음'이라는 존재다. 그래서 공자는 《대학》에서 다음과 같이 말했다.

"마음이 몸에 있지 않고서는 보아도 보이지 않으며, 들어도 듣지를 못하고, 먹어도 그 맛을 알지 못한다."

몸의 주인인 마음이 다른 곳에 가 있으니, 눈을 뜨고서도 부딪치거나 넘어져 다치고, 들리지 않으니 알아차리지 못하고, 음식을 들면서도 무슨 맛인지도 몰라 탈이 나게 되는 것이다. 그래서 그 마음이라는 것을 붙들어두기 위해 매 순간 '깨어 있어야 한다'고 강조하고 있다. 특히 '내 몸 안에서 깨어 있는 것'이 중요하다. 마음이 몸을 벗어나면 어떻게 될까? 주인 없는 몸이란 존재는 갈피를 못 잡고 헤매게 된다. 그러한 현상이 바로 몸에 나타난 각종 '질병'이다. 또한 깨어 있어도 분노나 원망 등과 같은 부정적인 생각으로 가득 차 있다면, 세포 역시 동시에 공명共鳴 작용을 통해 부정적인 에너지에 휩싸이게 된다. 그러면 세포들도 자동으로 부정적인 변화를 통해 긴장되고 경직되는 것이다.

...
몸과 소통하는 몸 명상법

마음이 가면 기가 통하고 연이어 혈류 순환이 촉진된다고 했다. 이에 따라 특정 부위를 마음으로 바라보기만 해도 긴장을 해소할 수 있다. 무엇보다 중요한 것은 마음의 집중력이다. 간단히 자신의 집중력을 시험할 수 있는 방법이 있다.

먼저 양손 손목의 주름진 선에 맞추어 손바닥을 마주해보면 양손 끝이 같음을 알 수 있다. 이제 자세를 바르게 하고 편안하게 앉아서 왼손을 가슴 높이로 들어 올리고 눈을 감는다. 오른손은 가볍게 무릎 위에 놓는다. 그리고 마음을 왼손에 집중한 채 엄지, 검지, 중지, 약지, 새끼 손가락의 느낌을 차례로 살피면서 손바닥이나 손등 등의 미묘한 느낌에도 집중한 채 온 마음을 왼손에 모은다. 그렇게 1분가량 온 마음으로 왼손의 느낌을 살피면 손끝이나 손바닥에서 벌레가 기어가는 듯 스멀스멀한 느낌이 들거나 온기와 함께 손바닥이 팽창하는 듯한 느낌이 들 것이다.

1분 정도 지나 눈을 뜨고 처음에 했던 것처럼 양 손목의 주름에 맞추어 손바닥을 맞추어보자. 왼손의 끝이 오른손에 비해 늘어나 있음을 볼 수 있을 것이다. 만약 손가락 끝이 조금도 늘어나지 않았다면 마음의 집중이 잘 안 됐다는 뜻이다. 틈나는 대로 연습을 하면 된다.

어떻게 이런 일이 생기는 걸까. 마음으로 왼손에 집중하면 인체의 에너지인 기가 몰리고 이에 따라 혈류도 증가하여 따스해지고 혈관과 근육 등이 이완되어 일시적으로 늘어나는 것이다. 이러한 원리를 이용하여 몸의 각 부위를 마음으로 이완하는 게 마음으로 하는 이완법이자 몸 명상법의 기초라 할 수 있다. 즉, 몸과 소통하는 법이다.

꼭 잠자리에서만이 아니라 일상에서도 언제든 할 수 있다. 내 몸과 일어나는 생각에 관심을 갖고 알아차리기만 해도 몸과 마음의 긴장은 해소된다. 바로 지금 이 순간에 마음이 깨어 있어야 다양한 변화를 알아차리고 또한 몸의 변화를 유도할 수 있다.

이완법
—
02

몸 전체를 이완하는 간단 이완법

긴장을 푸는 이완법은 장소나 자세에 구애받지 않고 손쉽게 할 수 있다. 간단 이완법은 우리 몸의 뿌리에 해당하는 머리를 시작으로 몸 중앙부를 통과하며 인체의 가지 끝에 해당하는 발끝까지 집중을 통해 몸 전체를 이완하는 법이다. 먼저 머리꼭지인 두정부에 위치한 백회혈에 마음을 집중하며, 하늘로부터 밝은 빛이 백회혈로 쏟아져 들어온다고 생각한다. 이때 종교를 가진 사람은 자신이 믿는 절대자인 하느님, 부처님, 천주님 등을 연상하며 성령이 임한다고 상상해도 좋다.

1. 먼저 천장을 바라보듯 바르게 눕는다. 양손과 양발은 15도 가량

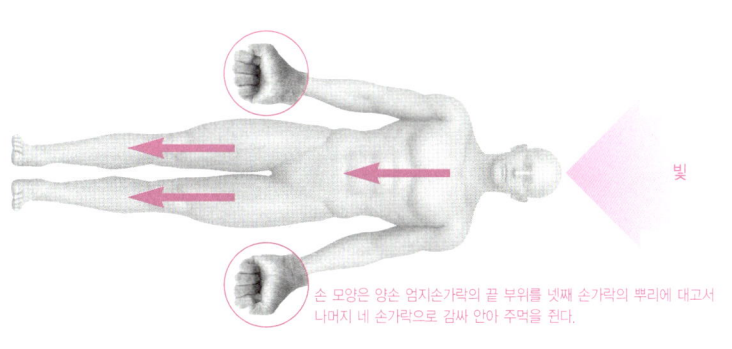

빛을 몸으로 유도하는 간단 이완법

벌려 몸에 닿지 않게 한다. 특히 손 모양은 양손 엄지손가락의 끝 부위를 넷째 손가락의 뿌리에 대고서 나머지 네 손가락으로 감싸 안아 주먹을 쥔 악고(握固)를 한다. 움직이지 않게 편안한 자세를 취했다면, 배꼽을 중심으로 한 복부 전체를 마음으로 바라보며 심호흡을 세 번 한다. 이때 근심 걱정은 물론 내 몸속의 탁기도 피부의 모공을 통해 빠져나가며 몸 전체가 텅 비듯 깨끗해진다고 상상하면 좋다.

2. 심호흡을 했다면 이제는 마음을 두정부의 백회혈에 집중하며 밝은 빛이 그곳으로 쏟아져 들어온다고 상상한다. 그 빛이 물이

흘러내리듯 단절되지 않고 몸속 중앙부를 통과하며 몸을 편안하게 이완시키고 깨끗하게 정화한다고 상상한다. 그러면서 그 빛이 이마 ▶ 눈 ▶ 코 ▶ 입 ▶ 목 ▶ 가슴 ▶ 명치 ▶ 중완(명치와 배꼽 중앙) ▶ 배꼽 ▶ 아랫배 ▶ 양 고관절 ▶ 양 허벅지 ▶ 양 무릎 ▶ 양 종아리 ▶ 발목 ▶ 발등 ▶ 발가락을 통해 빠져나가며 몸이 정화되면서 편안하게 이완된다고 상상한다. 집중이 잘 안 될 때는 마음속으로 해당 부위를 호명하듯 되뇌면서 하면 보다 잘된다.

3. 한 회가 끝나면 반드시 발목 아래의 발등과 발가락, 발바닥을 관찰하며 차가운지 따뜻한지 또는 스멀거리는지, 미세한 느낌까지 집중하며 철저하게 마음으로 바라본다. 적어도 1분 정도 마음을 집중하며 그 느낌을 바라봐야 한다. 그렇게 마음을 집중하며 바라보면 발목 아래로 기와 함께 혈류가 흐르며 따스해진다.

4. 앞서 했던 2번을 두 번 더 실시한다. 익숙한 사람이 아니라면 적어도 세 번은 반복하는 것이 심신을 이완하는 데 유리하다. 처음 실시할 때 마음 집중이 잘되지 않으면 잘 될 때까지 횟수를 늘려도 좋다. 몸이 완전히 이완되지 않고는 잠의 마법을 올바르게 수행할 수 없기 때문이다.

정신집중이 안 되고 마음이 불안할 때
'악고'를 하라

정신이 혼란스럽고 마음 집중이 안 될 때 여러분은 어떻게 극복하는가! 도가에서는 이럴 땐 악고握固를 하라고 권하고 있다. 노자가 《도덕경》 제55장에서 "갓난아이의 뼈는 약하고 근육은 부드러우나 손아귀로 잡는 힘은 단단하다骨弱筋柔而握固"고 하였는데, 갓난아이는 사사로운 생각이 없이 오로지 한 뜻으로 전념할 수 있기 때문이다. 이 때문에 수련가에서는 정신을 집중하는 수일守一 법으로 수천 년 동안 악고를 다른 수행법과 병행해오고 있다.

그래서 종합 수련서라 할 수 있는 《운급칠첨雲笈七籤》에서는 "혼백이 들고나는 문을 통제하는 것을 '악고'라 하며 혼백을 편안하게 해준다. 더불어 정기를 확고하게 해주고 눈을 밝게 해준다. 만약 종일토록 악고를 할 수만 있다면 온갖 사기나 독소가 심신에 들지 못한다"고 하였다.

그 방법은 간단하다. 양손 엄지손가락의 끝 부위를 넷째 손가락의 뿌리에 대고서 나머지 네 손가락으로 감싸 안아 주먹을 쥐고서 마음

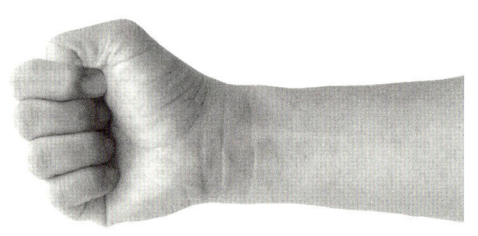

을 그곳에 집중하면 된다. 바로 넷째 손가락은 우리 몸 상·중·하 세 부위의 기혈순환을 관장하는 삼초경락이 시작되는 곳으로 매우 중요한 의의를 지니고 있기 때문이다.

  악고는 행주좌와 어느 때든 할 수 있다. 나는 산책을 할 때 머리 끝에서 발끝까지 관절은 물론 근육의 움직임을 관찰하고자 할 때 악고를 하고 시행하면 보다 면밀하게 온몸을 살필 수 있어 애용하고 있다. 또, 특정 장소에 머무르며 서 있거나 앉아 있을 때는 물론 잠자리에서 행하는 심신수련법인 잠의 마법을 행할 때도, 마음의 안정이 필요할 때면 언제든 활용한다.

  사기와 독소가 많은 장소나 왠지 마음이 꺼림칙한 곳, 즉 병원이나 장례식장 등을 방문할 땐 악고를 하고서 '불통불출下通不出(사기 등이 내 몸에 침범하거나 나의 기운이 빠져나가지도 않는다)'을 마음속으로 서너 번 주문처럼 외우며 몸과 마음을 단속하기도 한다. 짧은 순간에 간단하게 행할 수 있는 심신의 단속법이다. ■

이완법
—
03

효과적인 이완을 위한 몸 구조 익히기

몸의 세세한 부위까지 이완하기 위해서는 오장육부의 생리적·병리적 현상과 함께 장부의 생생한 이미지를 기억해둘 필요가 있다. 우리 몸을 지탱하는 뼈대는 물론 각 관절들까지 이미지로 떠올릴 수 있도록 머릿속에 그려져 있어야 이완법을 실천하는 데 효과적이다.

  우리 몸은 뿌리에 해당하는 머리와 줄기인 몸통, 그리고 가지인 손발로 이루어져 있다. 머리에는 이성적인 판단과 오감을 감지하는 대뇌와 소뇌, 그리고 생명력을 조절하는 뇌간이라는 골수가 있다. 이 골수는 경추 7마디, 흉추 12마디, 요추 5마디, 미추 5마디로 이어지며 각 마디의 신경계는 몸통에 위치한 오장육부와 유기적으로 연동작용을 하며 생명력을 유지하고 있다. 머리에 위치한 눈, 코, 귀, 입 역시 해당 장부와 유기적으로 연관작용을 하고 있다. 따라서 먼저 각 부위별 뇌의 역할과 뇌에 정보를 입력하는 눈, 코, 귀, 입의 모양, 그리고 몸을 지탱하는 중추인 척추의 모양까지 상세하게 이미지로 기억해둘 필요가 있다.

...

뇌 모양과 역할

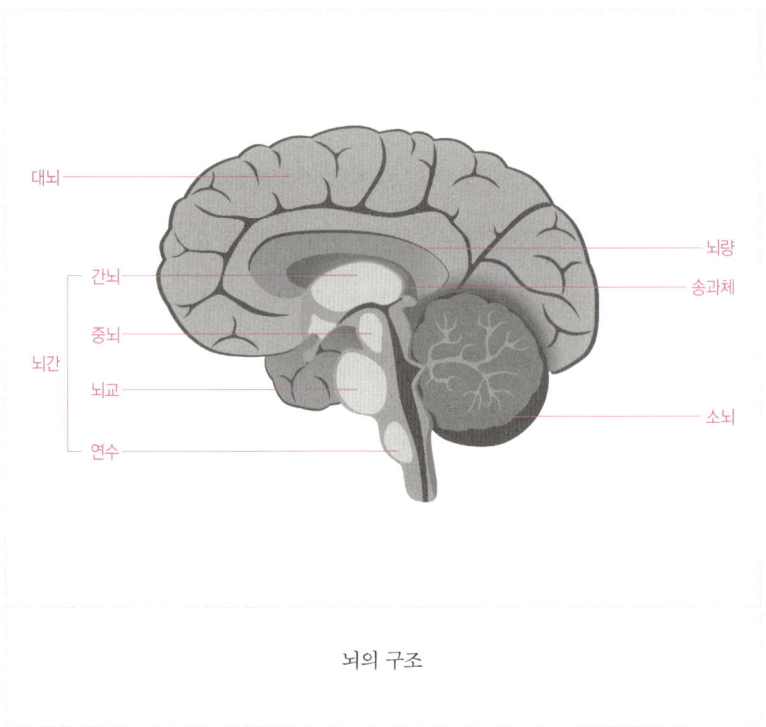

뇌의 구조

대뇌

뇌의 대부분을 차지하는 대뇌는 크게 좌뇌와 우뇌로 나눌 수 있는데, 좌뇌는 언어와 계산 같은 논리적인 기능을 주로 담당하고 우뇌는 음악이나 그림과 같은 이미지를 인식하는 공간인지 능력을 더 많이 담당한다. 고등동물일수록 대뇌가 발달되어 있으며, 각 부위에 따라 전두엽, 측두엽, 후두엽, 두정엽으로 나눌 수 있다.

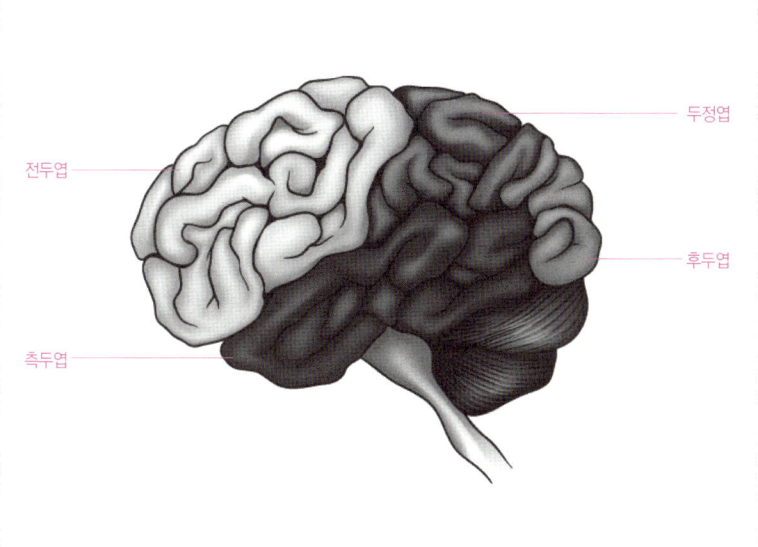

대뇌의 구조

전두엽

대뇌의 앞부분, 즉 이마 쪽에 위치한 전두엽은 고등동물 중에서도 인간이 가장 발달한 부위로 기억력, 사고력 등과 같은 이성적인 판단을 담당한다. 어떠한 전략을 세우거나 일에 대한 판단과 함께 미래에 대한 예측을 하는, 기업으로 말하면 CEO에 해당한다고 할 수 있다. 특히 생각이 너무 많아 골머리를 앓을 때 전두통이 발생한다.

측두엽

양 옆머리에 위치한 측두엽은 희로애락 같은 감정의 작용과 관련이 깊으며, 듣기와 같은 청각작용과 언어에 대한 이해작용이 이곳에서 이루어진다. 그래서 감정을 자극하는 스트레스를 받을 때 편두통이 생긴다.

후두엽

뇌의 뒷부분에 위치하며 주로 눈과 관련한 시각작용과 관련이 깊어 시각피질이라고도 한다. 즉, 눈으로 들어온 시각정보는 후두엽의 시각피질에서 분석되어 상황을 판단한다. 그래서 TV나 독서 등으로 과도하게 눈을 혹사했을 때는 뒷목이 뻐근해지며 후두통이 발생한다.

두정엽

머리의 숨골과 백회혈이 위치해 있는 두정엽은 전두엽과 측두엽, 그리고 후두엽에서 얻어진 정보를 종합하여 생명력 유지에 필수적인 역할을 하는 뇌간에 전달, 전신에 영향을 끼친다. 웬만해선 두정통은 발생하지 않지만, 그곳에 통증을 느낄 정도면 심신의 피로가 상당히 누적되어 있음을 경고하는 것이다.

.

소뇌

소뇌는 몸 전체 근육의 긴장과 이완을 통해 운동 기능을 조절하는 역할을 할 뿐 아니라 평형감각을 관장한다. 이 때문에 소뇌에 이상이 발생하면 운동 기능이나 평형감각을 조절할 수 없어서 정밀한 동작이 어려우며, 걸음걸이도 불안정해진다. 대표적인 질병현상으로 소뇌위축증이 있는데, 소뇌의 이상은 운동력 저하를 유발하지만 반대로 좌우 균형을 잡아주는 자전거 타기와 같은 운동을 통해 떨어진 기능을 회복시킬 수 있다.

.

뇌간

뇌간은 말 그대로 뇌에서 대뇌반구와 척수를 결합시키는 줄기 부분이다. 대뇌와 소뇌를 제외한 가늘고 긴 형태로 연수, 교각, 중뇌, 간뇌를 모두 포함한다. 뇌의 발달과정을 보면, 이성적 사고를 관장하는 영역인 대뇌와 운동 기능을 조율하는 소뇌는 늦게 출현하였으며, 생명 유지에 필수적인 역할을 하는 뇌간은 아주 초기에 형성된 원시적인 뇌다. 그렇기 때문에 대뇌나 소뇌의 특정 부위가 손상되면 해당 기능에 장애가 나타날 뿐이지만, 뇌간의 손상은 죽음과 직결된다. 그만큼 뇌간은 중요하다. 특히 뇌간은 교감신경과 부교감신경으로 이루어진 자율신경계를 통해 우리 몸의 70조 개에 이르는 세포들을 직접 관장한다. 잠의 마법에서 뇌간의 역할이 무척 중요한 이유다. 뇌간을 통해 자가 치유력이 유발되기 때문이다.

특히 간뇌와 연결되어 잠을 유도하는 멜라토닌을 분비하는 솔방울 모양의 송과체松果體는 수면은 물론 영적 성장을 위해 매우 중요한 뇌 호르몬 기관이다. 이 송과체는 제3의 눈으로 알려진 양 미간 중앙에 위치한 인당혈과 두정부의 백회혈이 직각으로 만나는 뇌의 중앙부에 위치한다.

정보의 입력기관 눈, 코, 귀

나무들이 죽을 때는 보통 가지 끝부터 메말라 간다. 근본적인 원인은 어떠한 이유로든 뿌리에 문제가 있기 때문이다. 인체도 마찬가지로 정보와 에너지원의 유입기관으로서 뿌리에 해당하는 머리 부분이 튼실해야 몸 전체의 건강을 유지할 수 있다. 머리에 소재한 기관으로는 물질적인 에너지원을 유입하는 입과 무형의 에너지와 정보를 입력하는 눈, 코, 귀가 있다. 이 기관들의 모양을 잘 이미지화해서 기억해두는 것 또한 중요하다.

성인이 되면 퇴화하여 잘 볼 수 없지만 무형의 우주 에너지를 흡수하는 숨골과 백회혈 역시 머리의 두정부에 위치해 있으며 좀 더 고차원의 잠의 마법을 수행하는 데 있어 중요한 곳이다.

눈

그림에서처럼 눈은 각막과 조리개 역할을 하는 홍체, 그리고 모양체라는 근육을 통해 원근을 조절하는 렌즈 모양의 수정체, 둥근 달걀 모양의 초자체, 그리고 시각정보를 받아들이는 망막으로 이루어졌다. 전체적인 모양을 이미지로 기억해 상세 이완법에 활용한다.

돌출된 뇌라고 부르는 눈은 우리 몸의 상태를 알려주는 마음의 창이기도 하다. 물론 눈 각 부위에 따라 오장 기능이 할애되지만 전체적으로는 간장과 밀접한 연관을 맺는다. 눈 흰자위에 누렇게 황달이 생기거나 조금만 무리해도 눈곱이 끼는 것은 간이 힘들다는 뜻이다. 눈이 갑자기 침침하고 시리거나 뻑뻑해도 그렇다. 관상에선 눈동자와 흰자위가 맑고 그윽하며 빛나면 총기가 살아 있는 좋은 눈으로 본다. 흰

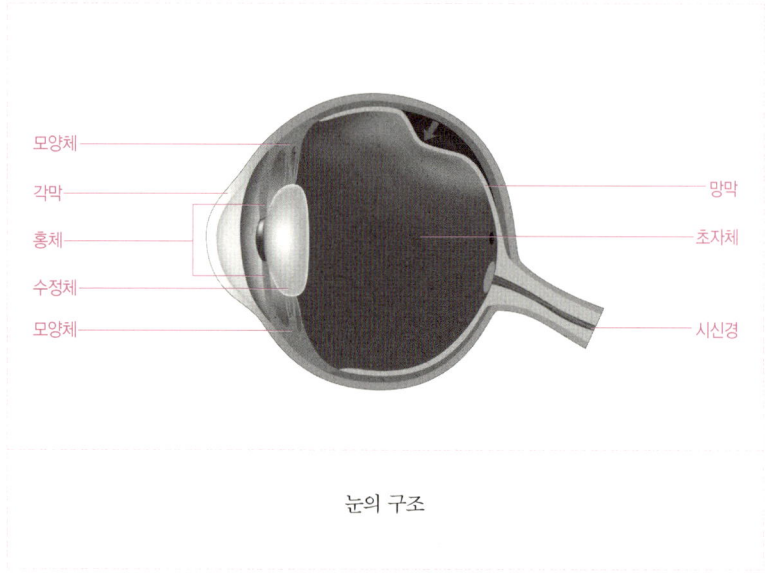

눈의 구조

자위와 검은자위 가운데 검은자위가 약간 큰 게 좋다. 또한 태어나면서부터 쌍꺼풀이 있으면 인종적으로는 후덕한 남방계, 없으면 강인한 북방계다.

귀

귀의 전체적인 모양은 물론 고막 안쪽에 위치한 달팽이관과 몸의 회전과 평형의 균형을 잡아주는 세반고리관 등의 모양을 이미지화해 기억해둔다.

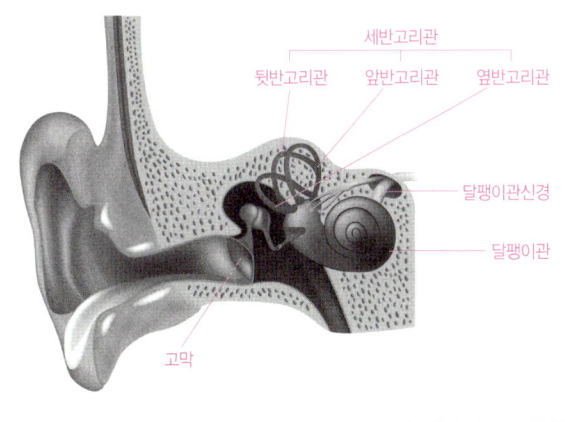

귀의 구조

　귀는 청각 기능과 더불어 평형감각을 담당하며 뇌의 외부 상태를 표현한다고 보기도 한다. 그래서 관상학에서는 귀가 두껍고 크면서 활기가 느껴지면 총명하다고 본다. 모양뿐 아니라 혈색도 중요한 정보를 알려주는데, 귀가 거무스름하면서 윤기가 없으면 신장에 중대한 이상이 있음을 암시한다. 또 백색을 띠면서 활기가 없으면 폐 기능 저하, 검붉은 빛을 띠면 어혈이 역으로 차오른 것으로 뇌혈압이 높은 상태임을 나타낸다고 본다. 특히 귀는 선천적 정기를 담고 있는 신장의 외부 기관으로, 귀를 통해 선천적 내력을 판단하기도 한다.

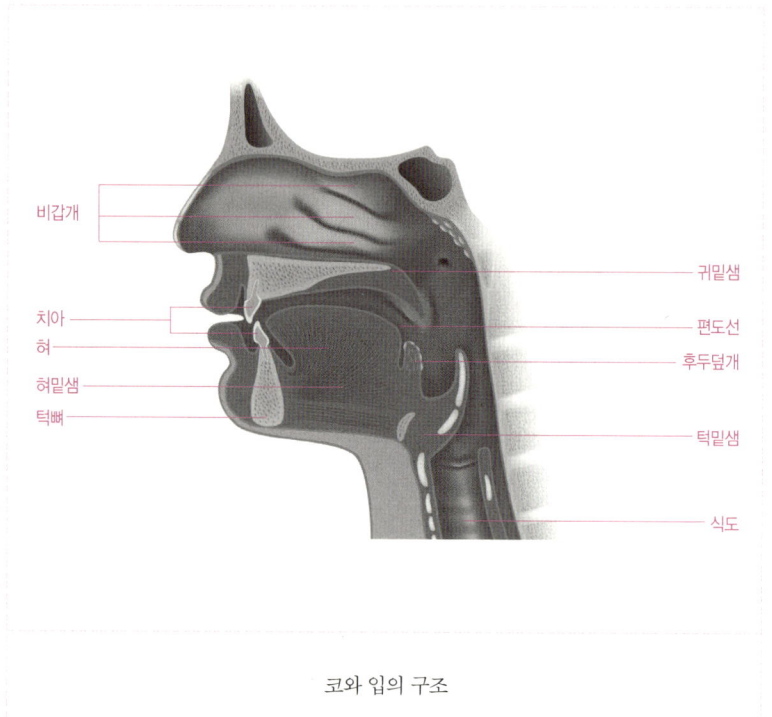

코와 입의 구조

코

우주공간의 에너지를 유입하는 코의 모양은 물론 코 안의 비강에 분포한 후각세포 등을 연상법으로 기억해둔다.

관상에서 코는 재화의 들고 남을 뜻한다. 콧구멍과 콧방울이 둥글고 원만하면 좋고, 다른 부위에 비해 유난히 크면 오히려 좋지 않다. 코뼈는 굵고 반듯하게 아래로 뻗은 것이 좋으며, 콧방울이 둥근 주머니처럼 풍성하게 매달려 있으면 재물운이 좋다고 본다. 그러나 정면에서 볼 때 콧구멍이 보이면 씀씀이가 헤픈 것으로 판단한다.

요즘 인체의 오묘한 조합 기능을 무시한 채 코를 높이는 등의 성형수술이 유행하는데, 이는 다시 생각해볼 문제다. 콧구멍을 통해 들어온 공기는 비갑개^{鼻甲수}라는 '자동난방기와 가습기'를 통해 우리 체온에 가까운 온도로 데워져 허파로 유입된다. 그래서 열대지방에 사는 민족의 코 모양은 온도를 높이는 데 크게 신경 쓰지 않아도 되는 들창코에 가깝고, 추운 지방에서 살아온 민족은 차가운 공기를 순식간에 따뜻하게 데워야 하는 필요성에 의해 코 내부 공간을 좀 더 많이 확보하려고 콧대가 자연적으로 높아진 것이다.

입

혀와 치아 그리고 침샘으로 이루어진 입은 섭생을 위한 기관이면서 기 수련자들이 영약으로 여기는 옥액^{玉液}, 즉 침이 나오는 곳이다. 특히 귀 밑샘과 혀밑샘, 그리고 턱밑샘에서 분비되는 침은 소화기관을 정화시키는 데 아주 중요한 역할을 한다.

입 크기에 따라 사람의 도량을 파악하기도 한다. 입술은 적당히 도톰한 게 좋고, 홍윤색을 띠면서 광택이 나면 더 좋다. 입과 입술은 현재 몸 상태를 반영하기도 한다. 입과 입술이 바짝바짝 타들어갈 듯이 마르면 위에 열이 있거나 지나치게 생각이 많다는 뜻이다. 구각(입꼬리)이 헐거나 물집 같은 게 자주 생긴다면 어떤 결정에 앞서 우유부단한 경우가 많다. 일반적으로 입이 크고 위아래 입술이 적당히 도톰하면서 탄력이 있고 혈색이 좋으면 건강하다는 증거이고, 마음 씀씀이도 바르고 넓다고 본다. 입이 비뚤어졌다는 것은 비위 기능뿐 아니라 신장계통 기관들도 좋지 않다는 뜻이며 성격 또한 비뚤어지기 쉽다.

우리 몸의 뼈대와 관절

우리 몸은 대략 206개의 뼈로 구성되었는데, 특히 이완법을 실행하기 위해서는 머리를 받쳐주는 경추 7마디와 흉추 12마디, 그리고 요추 5마디, 꼬리뼈 5마디를 머릿속에 염두해두자. 관절로는 양 어깨와 팔꿈치 손목, 그리고 고관절과 슬관절 발목 부위와 같은 주요 관절 등을 다음의 그림을 통해 기억해 두자. 이미지를 또렷하게 떠올릴수록 이완은 물론 자가 치유력을 높일 수 있다.

    우리 몸의 관절은 오장육부와도 유기적으로 관련을 맺고 있다. 즉, 간 기능에 이상이 오면 고관절이 쑤시거나 욱씬거리는 등의 통증이 유발되고, 무릎 관절에 이상이 오면 소화 기능을 담당하는 위장에 문제

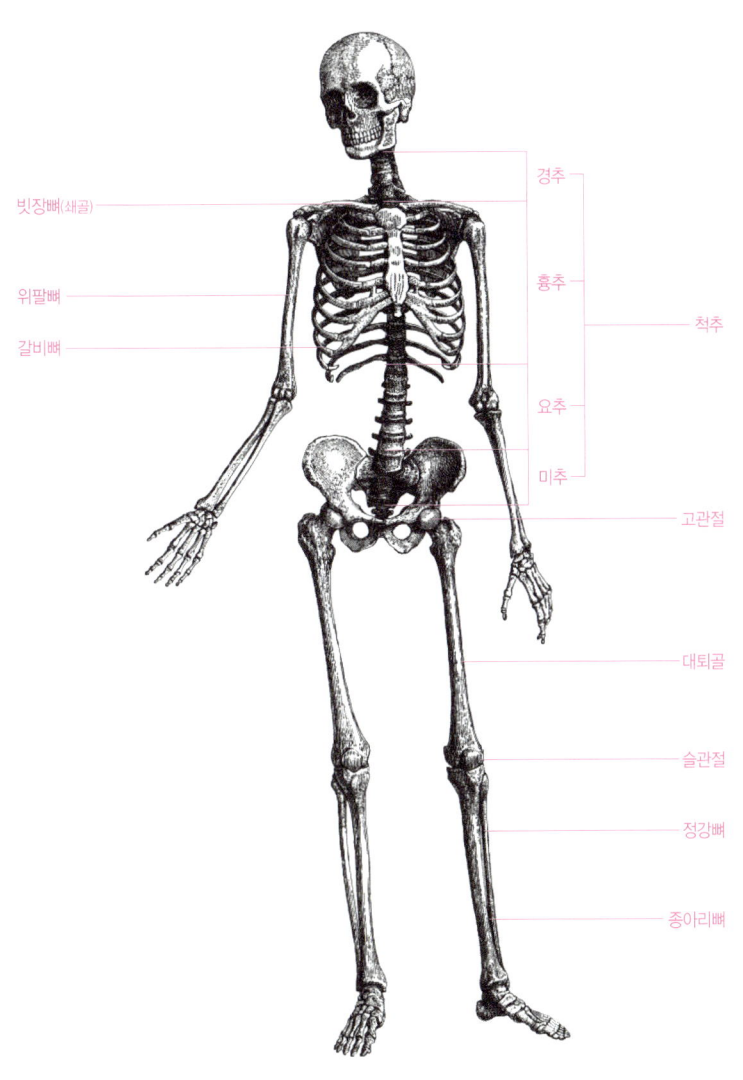

우리 몸의 뼈와 관절 구조

가 있다는 신호일 수 있다. 또한 발목 관절은 콩팥 기능의 이상 유무를 알아낼 수 있다. 좌측 어깨는 심장과 관련이 깊으며, 우측 어깨는 호흡기관인 폐와 유기적으로 연결되어 있다. 따라서 몸의 관절들을 살피고 바라보는 것만으로도 긴장을 해소하고 자가 치유라는 효과를 기대할 수 있다.

인체의 오장육부 및 주요기관

인체의 상부에 위치한 갑상선 및 흉선, 그리고 오장육부를 이미지로 기억한다면 상세 이완법을 행하는 데 훨씬 효과적이다.

우리 인간의 생명력은 오장육부의 운용 능력에 달려 있다. 오장(肝·心·脾·肺·腎)은 우리 몸 깊숙한 곳에 감추어진 채 생명이 다하는 순간까지 한순간도 쉬지 않고 제 역할을 다하는 음陰의 기관이며, 육부(膽·小腸·三焦·胃·大腸·膀胱)는 몸 체표 가까이에 위치하며 일정 시간만 활동을 하는 창고와 같은 역할로 양陽의 기관에 해당한다. 그래서 장부란 우리 인체의 대표적 내부기관인 오장육부의 줄임말로 영양분과 에너지를 비축해두었다가 관리 분배하는 오장과 영양분의 소화 흡수 및 찌꺼기를 체외로 배출하는 육부의 총칭이다.

우리 인체의 구성에 따른 유기적인 기능은 우주의 운행원리와도 같

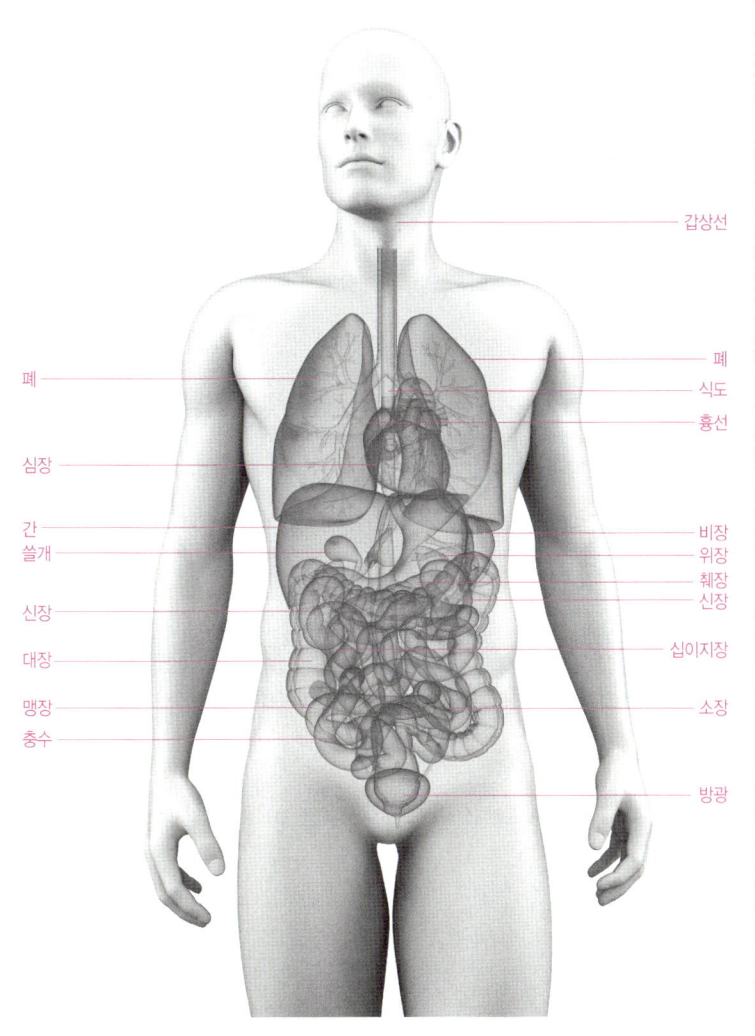

우리 몸의 주요기관

아 소우주로 불리고 있다. 오장육부 중 오장에 해당하는 간·심·비·폐·신은 육부와는 달리 우리 몸에 생명력이 시작된 이래 죽을 때까지 단 한순간도 쉬지 않고 맡은 바 임무를 수행하는 중요 장기다. 그래서 갈비뼈로 보호를 받는가 하면 몸 속 깊숙한 곳에 위치해 있다. 우리 몸은 이러한 장기들의 유기적인 작용 때문에 죽는 순간까지 생명력을 유지할 수 있는 것이다. 동양의학의 핵심코드인 기·미·색에 따라 그 용도를 구분하기도 했다. 어떤 것은 기운이 강조되었고, 또 어떨 때는 맛을 앞세웠고, 때로는 색깔에 따라 쓰임을 달리하였다. 그 주된 분류법에는 음양오행이라는 공식이 사용되었다. 이 공식은 인체에도 대입하여 5장 6부를 계통화시키는 데에도 한 몫을 하고 있다. 크게는 양적 기관인 6부와 음적 기관인 5장으로 구분하고, 더 세분화하여 목(간과 담)·화(심장과 소장, 심포와 삼초)·토(비와 위)·금(폐와 대장)·수(신장과 방광)라는 유기적 관계로도 설정하였다. 이러한 분류는 물리적·화학적 작용까지를 생각한 것이다. 그래서 어떠한 음식은 어느 장부에 좋고, 어떠한 장부에는 해롭다는 등의 임상적 경험을 적용하기도 하였다.

이완법
—
04

몸의 모든 기관을 마음으로 바라보는 상세 이완법

몸 전체를 편안하게 이완하려면 각 부위를 이미지로 떠올리며 해당 부위에 마음을 집중한 채 바라보면 된다. 그 순서를 살펴보자.

대뇌 ▶ 소뇌 ▶ 간뇌 ▶ 경추 1-7번 ▶ 어깨 ▶ 팔 전체 ▶ 흉추 1-12번 ▶ 요추 1-5번 ▶ 미추 1-5번 ▶ 고관절 ▶ 대퇴골 ▶ 슬관절 ▶ 종아리 ▶ 발목 ▶ 발등 ▶ 발가락

다시 머리로 올라와서 눈 ▶ 코 ▶ 귀 ▶ 입 ▶ 기관지 ▶ 갑상선 ▶ 흉선 ▶ 양 폐 ▶ 심장 ▶ 횡격막 ▶ 간담 ▶ 위 ▶ 십이지장 ▶ 소장 ▶ 맹

장 및 충수 ▶ 대장 ▶ 직장 ▶ 항문 ▶ 위 뒤편의 췌장과 비장 ▶ 신장 ▶ 방광 ▶ 생식기 ▶ 고관절 ▶ 대퇴골 ▶ 슬관절 ▶ 종아리 ▶ 발목 ▶ 발등 ▶ 발가락

먼저 간단 이완법에서처럼 반듯하게 누운 뒤(간단 이완법을 행하고 하면 더욱 좋다) 눈을 감고 배꼽을 중심으로 한 복부 전체의 호흡에 따른 수축과 팽창(들고남)을 관찰하면서 심호흡을 세 번 정도 한다. 가능한 상세 이완법 전체가 끝날 때까지 눈을 감아야 집중이 잘 된다. 마음을 집중하여 해당 부위를 바라보면 그곳의 혈액순환이 원활해져 긴장이 완화된다.

1. 세 번의 심호흡이 끝났으면 이제는 마음을 집중하며 뇌 전체를 바라본다. 그러고는 앞서 인지했던 대뇌의 전두엽을 마음으로 바라본다. 전두엽은 이성적인 판단을 주로 하는데, 좌뇌와 우뇌의 균형이 깨졌을 때는 그 판단 능력이 흐트러진다. 좌뇌와 우뇌의 균형을 확인하기 위해 마음의 눈으로 무한대 부호(∞)를 가상의 먼 허공에 그려본다. 잘 그려지지 않거나 어느 한쪽이 크게 그려지거나 이지러질 경우에는 좌우의 균형이 무너져 있다는 신호다. 잘 그려질 때까지 계속하면 이완법 전체를 원만하게 마칠 수 있다. 그러면서 전두엽을 마음의 눈으로 바라보며 편안하게 이완된다고 주문을 건다. 그다음 대뇌의 양 측면에 위

치한 측두엽을 바라보며 이완을 하고, 연이어 대뇌의 후두부에 위치한 후두엽을 편안한 마음으로 바라보며 이완시킨다. 그리고는 머리꼭지에 소재한 두정엽을 바라보며 이완시킨다. 이제 대뇌를 이루는 전두엽, 측두엽, 후두엽, 두정엽을 이완시켰다.

2. 대뇌를 이완시켰으면, 다음으로 후두엽 아래에 위치한 소뇌를 마음으로 바라본다. 특히 소뇌는 운동신경계를 통해 근육을 조절하므로 머리끝에서 발끝까지 근육 전체를 바라보면서 동시에 소뇌 역시 편안하게 이완된다고 상상한다.

3. 이제는 자율신경계를 통해 생명력 유지를 위해 필수적인 역할을 하는 뇌간 전체를 마음으로 바라본다. 특히 양미간의 인당혈과 백회혈이 직각으로 교차하는 곳, 즉 송과체가 위치한 자리가 바로 상단전이다. 송과체는 교감신경과 부교감신경이라는 자율신경계를 통해 대뇌와 소뇌에서 받아들인 정보를 전신의 세포에 전달한다. 따라서 몸 전체를 마음으로 바라보면서 이완을 하고 동시에 뇌간 전체를 바라보며 이완된다고 상상한다.

4. 뇌와 연결된 척수는 경추 7마디를 통과하며 흉추와 연결된다. 경추 상부에 위치한 1번부터 시작하여 2번, 3번, 4번, 5번, 6번,

7번을 마음으로 되뇌이며 차례로 이완된다고 집중한다. 몇 번 연습하면 처음에는 느낄 수 없었던 미묘한 느낌을 해당 부위에서 감지할 수 있다.

5. 경추를 이완시키고 나면 양 어깨의 중앙에 위치한 견정혈을 중심으로 쇄골뼈 아래에 위치한 중부혈, 그리고 견갑골 정중앙에 위치한 천종혈을 마음으로 바라보며 어깨 전체의 감각을 살핀다. 그러면 어느새 양 어깨가 바닥 쪽으로 축 처지며 편안하게 이완된다.

6. 그다음에는 팔뚝의 이두박근을 바라보면서 이완, 팔꿈치 이완, 팔뚝 이완, 손목 이완, 손등과 손가락까지 바라보면서 편안하게 이완한다.

7. 머리를 숙였을 때 가장 튀어나온 뼈가 있는데, 그 뼈 아래가 바로 대추혈이다. 이곳으로부터 흉추 12마디가 시작된다. 해당 부위에 마음을 집중하면서 흉추 1번부터 차례로 2번, 3번, 4번, 5번, 6번, 7번, 8번, 9번, 10번, 11번, 12번까지 이완한다.

8. 흉추의 이완을 마쳤으면 이제는 배꼽 정뒤편에 위치한 명문혈

두 마디 위부터 시작되는 요추 다섯 마디에 마음을 집중하고 요추 1번부터 2번, 3번, 4번, 5번까지 이완시킨다.

9. 그리고 연이어서 꼬리뼈 다섯 마디를 이완한다. 달리 미추라고도 하는데, 미추 1번부터 2번, 3번, 4번, 5번까지 마음을 집중하면서 편안하게 이완한다.

10. 이제는 양쪽 엉덩이 움푹 들어간 곳인 환도혈과 고관절을 바라보면서 엉덩이 전체를 이완한다. 마음으로 집중하여 바라보기만 해도 자연스럽게 이완된다.

11. 고관절과 연결되어 있는 대퇴골을 따라 아래로 내려가면서 허벅지 전체를 이완하고, 연이어 무릎 관절인 슬관절도 편안하게 이완, 종아리를 따라 내려가면서 발목까지 이완, 발등과 발가락까지도 편안하게 이완된다고 집중한다. 그리고 발목 아래의 느낌에 집중한다. 발등과 발바닥이 차가운지 따뜻한지 그리고 다섯 발가락의 미세한 느낌을 마음으로 1분 정도 주도면밀하게 살핀다. 이렇게 해서 머리끝부터 발끝까지 몸의 골격을 따라 이완하였다.

12. 다시 머리 쪽으로 마음 살핌의 영역을 이동한다. 가장 먼저 마

음의 창이라 할 수 있는 눈을 바라보며 이완한다. 눈의 구조인 각막, 홍체, 수정체, 그리고 둥근 달걀 모양의 초자체, 망막 등의 모양을 마음으로 그려보며 이완한다.

13. 눈 아래에 있는 코의 비강에 소재한 후각세포 등은 물론 코의 전체적인 모양을 이미지로 바라보며 이완한다.

14. 그다음 마음 집중을 귀로 이동하여 고막 안쪽에 위치한 달팽이관과 세반고리관 등과 같은 기관은 물론 귀 전체를 이미지화하며 이완된다고 집중한다.

15. 이제는 입, 양볼 쪽에는 귀밑샘과 혀밑샘 그리고 턱밑샘이라는 세 개의 침샘이 있는데, 이완한다고 생각하면 입안에 침이 고이기 시작한다. 그리고 치아와 잇몸을 바라보면서 이완한다. 이어 혀끝에서부터 안쪽을 바라보며 혀 전체를 이완한다.

16. 그리고 혀 뒤 구강 안쪽에 있는 두 개의 복숭아 모양의 편도선, 이어 기관지를 따라 내려오면서 목구멍 중앙에 위치한 갑상선을 바라보며 이완을 하고, 몸의 정중앙선을 따라 내려와서 양 유두 중앙에 위치한 나비 모양의 흉선을 마음집중하며 이완시킨다.

17. 다음으로 기관지를 따라 내려오면서 양쪽 폐 전체를 바라보며 이완을 한다. 평소 이곳이 좋지 않은 사람은 앞에서 이미지화했던 폐의 상세한 모양을 염두에 두면서 이완하면 자가 치유 효율도 높일 수 있다.

18. 이어 좌측 폐 아래에 위치한 심장의 전체적인 모양을 이미지화한 다음, 관상동맥은 물론 심장 전체가 이완된다고 생각하고 집중한다. 특히 심장은 동맥과 정맥을 통해서 우리 몸의 70조 개에 이르는 모든 세포와 연결되어 있는데, 몸 전체의 혈관을 마음으로 바라본다는 느낌을 가지며 혈관 벽에 유착되어 있는 혈전이나 불필요한 물질 등이 기화되어 피부의 모공을 통해 배출된다고 상상하고, 동시에 탄력성을 얻은 혈관을 통해 머리에서 발끝까지 전신의 혈액순환이 원활하게 이루어진다고 입력한다. 또한 몸 전체로 흐르는 혈관을 바라보며 이완을 하고 동시에 심장도 이완된다고 생각한다.

19. 심폐와 복부를 경계 짓는 횡격막을 이완하고, 이어 우측 갈비뼈 아래에 위치한 간과 담을 이미지화하며 이완을 한다. 특히 현대인은 스트레스에 자주 노출되어 간담이 피로하기 쉬운데, 이들의 기능을 염두에 두며 감사하는 마음을 보내주어도 효과적이다.

20. 이어 간담 곁에 위치한 위를 살피는데, 이왕이면 입에서 시작되는 식도를 따라 내려오며 이완을 한다. 그리고 식도와 만나는 위 상부에서부터 위장 전체의 모양을 이미지화하고 하부에 위치한 손가락 열두 마디 길이의 십이지장도 연이어 이완한다.

21. 십이지장과 연결된 소장은 배꼽을 중심으로 시계 방향으로 돌며 우측 하복부에서 대장과 만나는데, 그곳이 바로 맹장이다. 맹장 끝 부위에 매달린 충수까지도 편안한 마음으로 바라보면서 이완한다.

22. 이어 우측 갈비뼈 아래로 올라가며 상행결장 이완, 좌측 갈비뼈 쪽으로 횡으로 가며 횡행결장 이완, 좌측 하부로 내려가는 하행결장 이완, 그리고 S자 모양의 S자 결장 이완, 직장으로 이어가며 이완하고 항문까지도 마음을 집중하며 이완을 시킨다.

23. 다시 마음을 집중하며 위 뒤편에 위치한 췌장(이자)과 비장(지라)을 바라보면서 이완한다. 특히 각 장기를 이완시킬 때는 앞서 익힌 대로 이미지와 기능을 염두에 두며 바라보면 더욱 효과적이다.

24. 다음으로 췌장 아래 부위에 위치한 좌측 신장과 우측 신장을 이미지화해 바라보면서 이완을 한다. 그리고 두 신장에서 걸러진 오줌이 양쪽 뇨관을 따라 방광으로 내려가는 상황을 그리며 이완을 한다.

25. 이어 방광의 모양을 이미지화하며 이완을 하고, 여자는 하복부 좌우에 위치한 난소에서 나팔관을 따라 자궁 및 생식기 전체를 바라보며 이완을 한다. 남자는 방광 아래에 위치한 전립선과 정소, 그리고 생식기 전체를 마음으로 바라보며 이완을 한다.

26. 이렇게 해서 우리 몸의 주요 기관을 바라보며 이완을 했다. 앞서 몸의 주인인 마음으로 특정 부위를 바라보면 혈액이 유입되며 이완이 된다고 했다. 남녀 모두 생식기까지 이완을 마치면 다시 고관절과 허벅지, 무릎, 종아리, 발목, 발등, 발가락으로 내려가며 이완을 해준다. 이렇게 이완이 끝나면 이제 잠의 마법의 기초를 마친 것이다.

무엇보다 몸과 마음의 이완이 중요한 이유는 잡념을 없애고 마음집중을 잘하기 위해서다. 제대로 이완이 안 되면 잡념과 망상이 끊이질 않아 마음을 몸에 집중할 수가 없다. 마음을 몸에 집중할 수 없으면 잠의 마법 또한 올바르게 시행할 수 없다. 그렇기 때문에 이완이 선행되어야 하는 것이다. 마음으로 하는 이러한 이완법이 잘되지 않을 때는 잠자리에 앞서 대야에 따뜻한 물을 받아 10분 내지 15분 동안 족욕을 하면 도움이 된다.

한 번은 40대 후반의 남성이 찾아와 상담을 요청한 적이 있었다. 이유인즉 술을 마시지 않고는 도저히 잠이 오지 않는다는 것이었다. 그래서 그분에게 소개한 방법이 간단 이완법과 상세 이완법이었다. 처음에는 미심쩍어 하더니 1주일 후 다시 찾아왔다.

"간단 이완법은 어렵지 않게 하겠는데요, 상세 이완법은 아직도 끝까지 해보지 못하고 잠이 들어 버리니 방법이 없을까요?"

"누구나가 쉽게 잠에 빠져 듭니다. 중간에 잠이 깨면 이완을 하다 멈춘 부위부터 다시 시작하시면 됩니다. 처음에는 낮 시간을 이용해 연습하시면 좀 더 이완 영역을 늘릴 수 있답니다. 마음의 집중력을 위해 해당 부위를 상세한 그림이나 사진 등으로 이미지화 해보세요."

인체의 오장육부 및 각 기관을 머릿속에 이미지화해서 바라보는 것만으로도 자연 치유력이 발동된다. 그는 온전히 깨어 있는 상태에서 상세 이완법을 완수하는 것을 목표로 삼고 몇 주를 집중하더니 곧이어 잠의 마법의 호흡법인 종식법을 배우겠다고 나를 찾아왔다.

4

잠의 마법 시작하기

호흡법

잠의 마법의 핵심은 호흡법이다.

이 장에서는 호흡법이 왜 중요하고 우리 인체에는 어떠한 영향을 미치는지,

그리고 종식법은 어떻게 탄생했으며, 현대인에게 왜 꼭 필요한지를 알아본다.

호흡법
—
01

나에게 맞는 호흡법을 찾아라

　살아 있는 모든 존재는 호흡을 통해 생명을 유지한다고 보아도 크게 무리가 없다. 우리 인체가 소중하게 필요로 하는 것이 바로 숨, 즉 호흡이다. 누구라도 10분 이상 숨을 쉬지 않고 견뎌낼 사람은 많지 않을 터, 그만큼 호흡은 생명력을 유지하는 가장 중요한 수단이다. 어떻게 하면 깊고 고요한 호흡을 할 수 있는가는 몸과 마음 다스리기에 달려 있다. 즉, 심신이 안정되면 호흡 또한 몸과 마음처럼 고요해지기 때문이다. 이는 잠의 마법에서 행하는 주요한 내용 중 하나다.

　호흡 조절은 또한 몸과 마음을 운용하는 데 아주 중요한 역할을 한다. 중요한 면접 등과 같이 쉽게 긴장할 수 있는 상태에서 몇 번의 호흡 조절만으로도 일시적으로나마 심리적 안정을 취할 수 있다는 사실은 누구나 경험한 적이 있을 것이다. 그만큼 호흡은 우리 몸과 마음을 조절하는 강력한 수단이 될 수 있다. 이 말은 반대로 호흡을 가만히 들여다보면 지금 현재의 몸과 마음 상태를 가늠할 수 있다는 뜻이다. 즉, 들숨이 길다는 것은 기력이 부족하다는 것이고 날숨이 길다는 것은 에너지가 과잉현상을 일으켜 몸이 흥분되어 있다는 뜻이다.

...

호흡은 내 몸의 상태를 말해주는 잣대

호흡은 크게 두 종류로 나눌 수 있다. 일상적으로 코를 통해 숨 쉬는 '폐호흡'과 피부의 모공을 통해서 미미하게 하는 '피부호흡'이다. 폐호흡은 일반적으로 쉽게 수긍하지만 피부호흡의 중요성은 간과하기 쉽다. 복부 전체를 휘돌고 있는 대장은 허파를 통해 숨이 들어오고 나갈 때마다 배가 들고나는 것을 통해 피부호흡을 주관한다. 즉, 복식호흡은 단지 폐를 통한 호흡뿐만이 아니라 피부의 수많은 모공을 통해서 동시에 호흡을 하고 있는 것이다. 나이가 들수록 피부도 노화되어 모공을 통한 피부호흡이 줄어드는데, 그에 따라 복식호흡도 잘 이루어지지 않게 되며 숨도 쉬 가빠진다. 유아기 때는 특별히 수련을 하지 않아도 저절로 복식호흡이 이루어지는데 나이가 들어감에 따라 점점 상부로 올라가 흉식호흡을 하게 되고, 종국에는 숨이 턱밑까지 차오르게 되면 생명력을 유지하기 어려워진다.

이러한 호흡을 통해 우리 인체는 무엇을 얻는가? 일반적으로 알고 있듯 단지 공기 중의 산소를 흡입하고 체내에 쌓인 이산화탄소와 같은 탁기만을 배출하는 게 아니다. 바로 호흡을 통해 공간 에너지인 기를 흡입하는 것이다.

동서양 공히 호흡법은 사람 숫자만큼이나 다양하다. 그래서 수련 입문자들이 가장 혼란스러워 하는 게 호흡법이다. 어느 사람은 이렇게 하라 하고, 또 어떤 책에는 저렇게 하라는 등 일관성이 없어 보인다. 그러나 그게 맞다. 왜냐하면 수련자 개개인이 자신의 호흡을 관찰해서 얻은 체득의 산물이기 때문이다. 그러나 알아두어야 할 게 있다. 호흡은 현재 내 몸의 상태를 말해주는 '잣대'라는 점이다.

'호흡만큼 자신의 현재 몸 상태를 잘 반영하는 것도 없다'는 점을 고려한다면, 자신의 호흡을 잘 관찰해보면 몸의 상태를 알 수 있는 답이 있다. 그래서 호흡의 기준점을 자신의 몸에서 찾아야지 다른 이가 주장하는 것을 무작정 따라하다가는 낭패를 볼 수 있다. 호흡은 하루에도 수시로 변한다. 그렇다면 자신에게 가장 잘 맞는 호흡법은 어떻게 찾을 수 있을까? 최대한 편안한 상태로 누워서 자신의 들숨과 날숨을 지켜보면 매양 같지 않음을 볼 수 있다.

인위적으로 호흡을 조절할 게 아니라 고요히 지켜보는 것만으로도 몸과 마음이 편안하게 이완되는 유익한 현상이 나타난다. 처음에는 들숨과 날숨이 거칠어도 몸과 마음을 고요히 하고 지켜보다 보면 어느새 호흡 역시 편안해지면서 가늘고 길어진다. 생명력 유지에 필수적인 호흡법은 거북이를 닮을 것을 권유한다. 장수동물 중에서도 가장 오래 사는 것으로 알려진 거북이의 가장 큰 특징은 호흡에 있다. 호흡을 하는지도 알 수 없을 만큼 가늘고 길게 하는 것으로 알려진 거북이! 호흡 조절을 중요시하는 사람들이 닮고자 하는 호흡의 대표주자이다.

...

몸 따로 마음 따로인 일상을 극복하기 위해

다양한 호흡법은 어디까지나 수단일 뿐 그 자체가 수련의 목적은 아니다. 어디까지나 우리 몸의 주인인 마음이 깨어 있음을 알아차리기 위한 방편인 것이다. 마음이 고요해지면 자연스럽게 몸을 통한 호흡 또한 고요해지기 마련이다. 그런 점에서 호흡은 인위적으로 조종할 게 아니라 그저 일관된 마음으로 들고 나는 숨길을 바라보는 것만으로도 충분하다.

    마음을 순우리말로 하면 '얼'이다. 얼은 우리 몸의 주인이라 할 수 있다. '얼이 빠져'서는 집에 해당하는 몸을 제대로 유지할 수 없는 것은 자명한 사실이다. 바쁘게 살아가는 우리네 일상을 들여다보면 24시간 중 단 몇 분도 '얼', 즉 마음이 몸 안에서 머물지 못한다. 마음은 온통 다른 바깥 사물이나 과거, 미래의 허상에 빠져 있다고 해도 과언이 아니다. 그러니 호흡인들 지켜볼 수 있겠는가! 마음이 늘 몸 안에 머물지 못하니 인체의 조그마한 변화에도 대책을 강구할 수가 없다. 몸과 그 주인인 마음이 괴리되어 일체감을 가질 수 없는 상태에선 병적인 현상이 발생하는 것이다.

대부분의 사람은 무슨 일을 하더라도 지금 하고 있는 일에 쉽게 몰두하지 못한다. 몸 따로 마음 따로인 것이다. 그러다 보니 크고 작은 사고에 노출되기 십상이다. 생각이란 지금 현재의 마음으로 내 몸을 비롯한 주변 사물의 변화를 자각하는 것이다. 마음이 몸을 떠나지 않고 항상 지금 현재의 상황에 깨어 있다면 더 이상 그러한 사고나 실수도 없을 것이다.

...

호흡은 마음을 몸에 붙들어두는 대표적인 방법이다

전통적으로 이러한 마음, 즉 천방지축으로 놀아나는 마음을 한곳에 붙들어두는 명상법이 있는데, 대표적인 것이 불가의 지관법이다. 들고나는 호흡을 대상으로 삼을 수도 있고, 마음과 몸의 변화를 지켜볼 수도 있다. 지법이란, 말 그대로 특정한 대상에 마음을 머물게 하면서 집중하는 것이다. 예를 들어 벽에 검은 점을 찍어 놓고 시선을 고정시켜 계속해서 바라보거나, 특정 대상을 염두에 두고 일체 다른 생각이 일지 않도록 집중하는 화두선(話頭禪)과 같은 것이 여기에 해당된다. 이러한 마음의 집중 훈련은 변화무쌍한 대상을 관찰하는 관법(觀法)을 수행하기 위해서도 필수적인 요건이다. 즉, 지법이 잘되지 않고서는 관법을 올바로 수행할 수 없다.

관법(觀法)이란, 지법을 통해 터득한 집중법을 적용하여 작게는 우리 몸 내부에서 다양하게 변화하는 것을 내관(內觀)하여 놓치지 않고 파악하는 법이다. 관법을 제대로 하면 마음이 한시도 몸을 떠날 수 없으니 내부의 아주 작은 문제에도 곧바로 대처할 수 있게 되고, 몸에서 큰 탈이 생길 여지도 사라진다.

물론 쉬운 일은 아니다. 관법의 수행은 여간 신경을 곤두세우지 않고서는 관찰대상을 놓쳐버리고, 자신도 모르게 다른 생각에 빠지기 십상이다. 한 나라의 주인인 임금이 정사에 몰두하지 않고 주색잡기에 빠져 있다면 나라꼴이 어떻게 되겠는가? 우리 몸의 주인인 마음이 몸을 떠나 망상에 휩싸여 있는 것도 이와 별반 다를 게 없다.

마음을 몸 안에 머물게 하는 방법 역시 셀 수 없을 만큼 다양하게 전해져오고 있다. 그 대표적인 방법이 좌선을 하건 와선을 하건 우리 몸의 변화가 주기적으로 일어나는 호흡을 관찰하는 것이다. 코끝을 집중하며 들고나는 숨을 관찰하거나 혹은 호흡의 변화에 따른 복부의 들고

남을 주도면밀하게 바라본다. 처음에는 대부분 2~3분도 지나지 않아 상념에 빠져 관찰대상을 놓치는 게 다반사다. 어느 정도의 수준에 이르지 못하고서는 망상에서 벗어날 수가 없다.

노력해서 안 될 것은 없다. 처음에는 믿기 어려울 만큼 망상에 사로잡혀 사는 자신의 모습을 깨닫고는 망연자실할 것이다. 그러나 망상에서 벗어나 현재의 마음에 깨어 있다면 많은 것을 얻을 수 있다. 떠오르는 망상들을 그 순간 마음을 통하여 인식하면 사라지게 하는 법 또한 무수히 많다.

잠의 마법에서 추구하는 것 또한 '몸 안에서 늘 깨어 있기'이다. 그에 대한 사전준비로 행하는 것이 바로 종식법과 같은 호흡법이며, 더 나아가 이미지 힐링을 통해 올곧은 마음으로 내 삶을 개선시키는 것이 잠의 마법을 실천하는 궁극적 목적이다.

백의민족에는 어떤 의미가 담겼을까?

수행을 하는 사람들이 흰색 옷을 입는 것은 호흡 조절과 매우 관련이 깊다. 흰옷을 숭상하고 즐겨 입었던 동이족. 왜 그랬을까, 곰곰이 생각해보면 의미심장한 속내를 엿볼 수 있다. 동양철학의 핵심이자 2,000년 넘게 많은 사람들에게 계통적 사유체계를 제공하고 있는 오행사상에서 그 근거를 찾아보자.

흰색은 오행五行(木·火·土·金·水) 가운데 금金과 관련이 깊다. 오행사상에서 금은 인체의 오장육부 중에서 폐와 대장을 의미하며, 그 색상은 흰색의 속성을 지닌다고 본다. 폐와 대장은 인체의 생리기능 중에 호흡과 밀접한 관련이 있다. 폐는 인체의 상부에서 코를 통한 호흡을 주관하고, 대장은 배꼽을 중심으로 한 복부 전체를 휘감아 돌며 복식호흡, 즉 살갗을 통한 피부호흡을 주도한다.

금의 속성은 전자기력과 호응관계가 깊다. 하나하나 살펴보자. 먼저 불가佛家에서 말하는 진공묘유眞空妙有의 속뜻은 '이 우주가 텅 빈 것 같지만 보이지도, 들을 수도, 잡을 수도 없는 어떠한 미묘한 것들로 충만해 있다'는 것으로 '텅 빈 충만'을 의미한다. 현대 물리학에서는 이 미묘한 것으로 가득 찬 우주의 기본적인 성향을 전자기력(電磁氣力)으로 규정하고 있다. 물질 구성의 최소단위인 초미립자는 전자·양성자·중성자의 세 요소로 이루어져 있는데, 더 미분하면 곧 미물질(微物質)적인 파동의 성향을 보인다는 것이다. 그 파동은 곧 전자기적인 성질을 띠고 있다고 본다.

우리 주변의 텅 빈 공간 속에는 무궁무진한 전자기적 성향을 띠는 파동의 에너지 입자들이 가득 차 있다. 그 파동의 입자들은 기(氣)적인 에너지뿐만 아니라 우주의 수많은 정보를 담고 있다. 우리는 폐호흡과 피부호흡을 통해 이 무형의 에너지와 정보를 받아들여 활용하게 되는데, 이 작용이 이루어지는 곳이 바로 금에 해당하는 폐와 대장을 통해서이다. 우리는 호흡을 통해 공간에 무수히 유동하고 있는 자기입자(磁氣粒子)를 받아들이는 것이다. 호흡을 주관하는 폐는 오행 중의 쇠의 속성을 지닌 금(金)에 배당된다. 자기성은 유독 쇠에 잘 흡착되어 흐르는 특성이 있다.

일반적으로 적혈구의 헤모글로빈에는 철을 포함한 포르피린고리와 단백질의 일종(글로빈)을 포함한 헴(heme)이라는 구조 4개가 모여 이루어진다고 했다. 이에 따라 폐를 통해 유입된 자기력이 적혈구의 헤모글로빈에 담겨져 70조 개 이르는 우리 몸의 각 세포에 에너지원으로 공급되는 것이다.

오행에서의 금(金)은 색상으로 흰색인데, 바로 하얀색의 옷을 입었을 때 폐의 기능을 활성화시킨다고 한다. 그런 이유로 영적 수행을 하는 수도자들이나 선도(仙道)를 닦는 도사들이 하얀 도포자락을 즐겨 입었다. 즉, 영적인 기운과 정보를 얻으려는 사람들은 이 공간 속의 무한 에너지와 정보를 얻는 데 백의(白衣)를 활용하였던 것이다.

예부터 우리 민족이 흰옷을 즐겨 입은 것은 이처럼 대자연과의 깊은 교감을 위해 그랬다는 사실을 추론할 수 있다. 우리의 풍속이 단절되어서 그렇지 고대부터 우리 민족은 심신을 단련하는 선도의식이 아주 강렬했다. 신라시대 최치원(857~?)이 지은 〈난랑비서문(鸞郎碑序文)〉에서 "우리나라에 현묘한 도가 있으니 말하기를 풍류라 한다. 가르침의 연원은 선사(仙史)에 소상하게 갖추어져 있으며, 이는 실로 유불선 삼교를 포함한 것으로 많은 사람들을 교화시키고 있다"고 하였다. 이러한 사실만으로도 선도의 일종인 풍류도가 고대부터 널리 행해졌음을 알 수 있다.

이상에서 살펴보았듯 잠의 마법의 수련법인 이완법이나 종식법을 잘하기 위해선 하얀색 옷이 유리하다고 할 수 있다. ■

하루 3분, 수면 혁명

호흡법
―
02

현대인에게 꼭 필요한 종식법

인류의 삶은 약 100여 년 전 에디슨이 전구를 일상생활에 보편화시킨 이래 획기적인 변화를 겪어왔다. 인류를 오랜 잠에서 깨워낸 전구는 한밤중 어둠을 밝혀주고 그만큼 활동시간을 늘렸다. 이는 상대적으로 수면시간을 단축시켰을 뿐만 아니라 수십만 년 동안 자연에 순응해온 인류의 삶을 송두리째 뒤흔들어 버렸다.

문명이 발달할수록 대자연과의 교감은 줄어들기 마련이다. 특히 에너지원으로서 전기는 인류의 삶을 쾌적하고 편리하게 해준 한편, 많은 부분에서 움직임을 통해 자연스럽게 얻을 수 있는 인간의 운동 능력을 앗아갔다. 도시인들은 별도로 운동시간을 할애하지 않으면 안 될 만큼 움직임이 둔화되고 있다. 쾌적한 수면에 꼭 필요한 햇볕을 받는 시간이 턱없이 부족한 것도 한 원인이다. 대부분 새벽부터 밤늦게까지 햇볕이 들지 않는 공간에서 전깃불에 의존한 채 온통 머리를 싸매고 일하느라 바쁘다. 상대적으로 손발은 덜 움직이는 대신, 골머리를 앓는 브레인 증후군에 시달리고 있는 게 현대인의 삶이다.

특히 한국인이 머릿속에서 자신도 모르게 외치는 '빨리빨리 증후군'은 비약적인 경제발전의 동력이 되기도 했지만, 그 결과 조선시대 양반의 느긋한 뒷짐으로 상징되는 '느림의 미학'을 잃어버린지 오래다. 이는 곧 한국인만의 병리적 특징이기도 한 '화병'을 유발하였고, 조급증과 우울증의 원인을 제공하기도 하였다.

도시인의 빨리빨리 증후군은 더욱 가속화되어 아이들에게는 어느 나라에서도 찾아볼 수 없는 조기교육 바람을 불러일으켰고, 어른들에게는 조기은퇴와 함께 노년에 대한 막연한 불안감을 안겨주고 있는 게 요즘의 현실이다. 빠른 성취는 곧 이른 퇴출을 초래하기 마련이다. 사정이 이러니 맘 편하게 잠 못 드는 것도 무리는 아닐 것이다. 해가 지면 잠자리에 들었던 옛날과 달리 불야성 속에 살고 있는 도시인은 온갖 유혹에 빠지기 쉽다. 24시간 내내 징징거리며 몰라도 될 환상을 불러일으키는 텔레비전, 무심히 넘겨도 될 불필요한 정보들이 넘나는 SNS의 시도 때도 없는 알람, 그야말로 정보의 홍수 속에서 우리의 뇌는 편안하게 쉴 틈이 없다. 그 결과 온통 기운이 머리로 상승하여 브레인 증후군에 시달린다.

발로 호흡하는 종식법이 악몽과 가위눌림을 벗어나게 한다

창조의 힘과 번뜩이는 지혜는 머릿속을 비울 때 생성된다는 것은 동서양 사람들의 오랜 경험적 깨달음이자 앎이다. 몰라도 될, 하지 않아도 될 것들로 머릿속이 얼마나 복잡해졌는지 반성할 겨를도 없이 흘려보내는 나날을 한 번 돌아보자. 머릿속은 마치 엉킨 실타래와 같아서 느긋하고 즐거운 고복격양鼓腹擊壤의 삶은 고사하고 쉽사리 잠들지 못하는 나날을 반복하는 이 상황이, 과연 우리가 궁극적으로 추구하는 행복의 모습이라고 할 수 있을까? 오히려 악몽과 가위눌림에 시달리고 있지는 않은가. 그렇다면 많은 현대인이 시달리고 있는 가위눌림이나 악몽이 어떤 식으로 일어나는지 구체적으로 살펴보자.

심신일체라고 했다. 깨어 있을 때뿐 아니라 잠들어 있을 때도 마찬가지다. 평소 몸이 불편하면 일상에서 잠깐씩 하게 되는 생각에도 반영되어 망상이나 번뇌에 젖어들기 쉽다. 더구나 잠들어 있을 때는 몸의 상태가 더욱 많이 반영된다. 수면을 연구하는 학자들에 따르면 인체의 조화가 깨지고 몸 상태가 좋지 않을 때, 즉 극심한 스트레스를 받았을 때 악몽이나 가위눌림 같은 현상이 나타난다. 구체적으로 심각한 정신적 충격을 받아 몸을 제대로 가누지 못할 때, 혹은 평소 하지 않던 운동이나 육체노동을 하느라 지나치게 무리했을 때 가위눌림이나 악몽에 시달리는 경우가 많다.

상담자 중에 대기업 간부인 50대 초반의 남성이 있었는데, 한 번 악몽과 가위눌림이 시작되면 며칠씩 반복적으로 시달렸다. 꿈속에선 대개 누군가 자신을 죽이기 위해 무시무시한 칼을 들고 쫓아오거나 흉악한 모습을 한 사람이 노려보곤 했다. 그럴 땐 도망도 못한 채 두려움에 떨다가 깜짝 놀라 잠을 깨기 일쑤였다. 다시 잠을 자려 해도 악몽에 시달릴까 봐 전전긍긍하는 모습이 눈에 선했다. 그는 과중한 업무와 함께 진급을 못하면 명퇴를 해야 한다는 정신적 스트레스를 안고 있었다. 그 스트레스를 풀기 위해 퇴근 후에는 헬스클럽에 들러 두세 시간씩 운동선수처럼 땀을 흘렸고, 주말이면 무리하다 싶을 만큼 높고 험준한 산을 오른다고 했다. 그러니 정신적 스트레스가 악몽을 유발했고, 지나친 운동이 가위눌림을 초래한 것이다.

악몽이나 가위눌림을 겪지 않으려면 갑작스럽게 몸을 무리하는 일이 없어야 한다. 어쩌다 무리한 날엔 몸을 충분히 이완시키고 잠자리에 드는 게 악몽을 예방하는 방법이다. 가위눌림이나 악몽에 시달릴 때 대부분 근육의 마비감 같은 현상을 동반하는데, 이는 일상의 피로감으로 인해 근육이 뭉쳐 있기 때문이다.

그래서 출퇴근하는 이동시간이나 일상생활을 하는 사무실에서 올바른 걷기가 도움이 된다. 간단히 설명하면 걸을 때는 양발이 일직선을 유지하며 11자의 평행 상태가 유지되도록 유념해야 한다. 또한 몸의 무게 중심을 약간 앞쪽에 두면 걸을 때 엄지발가락과 두 번째 발가락에 힘이 실려서 발바닥 중앙의 용천혈을 보다 힘차게 자극하게 되고 걸음걸이에 탄력이 생긴다. 단지 엄지와 두 번째 발가락에 마음을 집중만 해도 자연스럽게 양발이 11자 형태를 유지하게 된다. 11자 형태를 유지하면 허리가 곧게 펴지고 자연스럽게 몸의 좌우 균형이 이루어지며 이완된다.

여기에 잠자리에 들기 전에 따뜻한 물로 가볍게 샤워를 하거나 누워서 몸이 편안해지는 상상을 하면서 뭉친 근육이나 장부의 긴장을 풀어주면 훨씬 편안해진다. 인체의 오장육부가 조화롭고 몸 전체의 근육이 편안하게 이완되어야 마음 편히 숙면을 취할 수 있고, 달콤한 꿈도 꿀 수 있다.

앞서 언급한 남성이 악몽과 가위눌림으로부터 벗어날 수 있었던 게 바로 무리한 운동을 삼가고 잠시라도 발바닥에 마음을 집중하며 걷기, 그리고 잠자기 전에 가벼운 샤워와 함께 이완법으로 몸을 편안히 한, 발로 호흡을 하는 종식법이었음은 두말할 나위가 없다.

단순한 삶이 명쾌하고 아름다운 법이다. 가능하면 문명의 이기로부터 좀 멀리 떨어져 사는 것, 자신의 행로를 되짚어볼 수 있는 반성의 시간을 갖는 것, 때로는 고독하고 외로운 시간을 갖는 것이 내면으로 침잠할 수 있는 기회를 마련해준다. 적어도 잠자는 시간만이라도 모든 걸 내려놓고 자신과 소통할 수 있는 창구로 만들 수 있다면 어떨까. 이러한 창구가 곧 이완법과 종식법이다.

호흡법
—
03

발로 호흡하면 손발과 온몸이 훈훈해진다

불면의 원인은 무엇일까? 몸 속 구석구석을 흐르는 혈액순환의 관점에서 보자면, 말초신경이 모여 있는 손발까지 기혈순환이 이루어지지 않는 수족냉증이 큰 원인 가운데 하나다. 손발이 차다는 것은 우리 몸의 주인인 마음이 온통 머리에만 집중되어 일어나는 현상이다. 달리 말하면 상기증(上氣症)이다. 현대인의 생활시간 대부분이 머리로 해결해야 되는 일에 투입되기 때문이다. 예전처럼 주로 손발을 활용하기보다는 골머리를 싸매야 하는 일이 크게 증가한 탓이다.

이러한 후유증은 잠자리까지 파고든다. 마음을 비우고, 낮에 있었던 일들도 잠시 잊어버리자며 잠자리에 눕지만 가슴에 쌓인 오욕칠정의 감정들이 머릿속을 헤집고 다니니 쉬 잠들지 못한다. 내가 지난 20년 동안 지켜본 많은 불면증 환자들 가운데 약 80%는 신경안정제와 수면제를 상습 복용하는 상태였다. 약물을 통해서라도 생체 에너지의 충전시간인 수면시간을 확보하기 위한 '울며 겨자 먹기'식 처방이 자행되고 있는 것이다. 일시적인 처방이라면 그래도 괜찮겠지만 수면제 없이는 잠을 잘 수 없는 중독현상으로까지 진행되는 경우를 너무도 많이 보아왔다. 병이 깊어질수록 손발이 차가워지고 상기증에 따라 호흡 또한 거칠어진다. 이러한 상태에서 코로 들고나는 호흡을 관찰하다가는 정신이상이나 극심한 두통을 유발하는 주화입마_{走火入魔}에 빠져 드는 경우가 종종 있다.

...

숙면의 조건, 발뒤꿈치에 의식을 집중하자

이러한 현상에서 벗어날 방법을 고민하던 중《장자_{莊子}》〈대종사편_{大宗師篇}〉의 "진인의 호흡은 깊고 깊어 종식_{踵息}으로 하였으나 보통 사람들은 목구멍으로 숨을 쉰다"고 한 내용을 접하는 순간 난 무릎을 치며 "바로 이거였구나!" 하고 쾌재를 내질렀다.

　이는 곧 숙면의 조건을 말한 것이다. 우리의 의식이 온통 머리에 집중되어 있거나, 잠자리에 들어서까지 코로 들고나는 호흡만을 바라보아서는 상기증을 해소할 수 없다. 종식이란 말은 발뒤꿈치[*]로 하는 호흡[*]을 뜻한다. 구체적으로 코가 발바닥 중앙의 용천혈에 있다고 상상하면서 그곳에 의식을 집중하는 것이다.

  들숨을 쉴 때는 용천혈을 통해서 들어와 발 안쪽의 간·비·신장의 경락을 따라서 배꼽을 중심으로 한 복부로 올라오고, 내쉴 때는 복부에 차있던 숨이 다리 외측의 위·담·방광의 경락을 따라 내려가 용천혈을 통해 배출된다고 생각하며 집중해서 그 숨길을 바라본다. 그 사이 호흡은 인위적인 것보다는 자연스럽게 들고나는 숨결을 지켜보는 게 좋다. 이렇게 마음을 집중하면서 하다 보면 보통 사람들은 15회에서 20회 정도의 호흡을 관찰하기도 전에 잠 속으로 빨려 들어간다. 반면 오랫동안 불면증으로 고생해온 사람이라면, 처음에는 집중도 안 될 뿐더러 어느새 다른 잡념에 빠져드는 경우가 많다. 그러한 사실을 알아차린 순간 다시금 마음을 집중하여 반복하다 보면 어렵지 않게 익힐 수 있다.

  이렇게 하다 보면 차갑던 발에 따스한 온기를 느낄 수 있다. 중요한 것은 항상 손발의 온도를 마음으로 인식하여야 한다는 것이다. 발이 차가운 사람도 이렇게 하다 잠을 자고 일어나면 대부분 발이 따뜻해져 있는 것을 경험하게 될 것이다.

...
낮에는 걷기, 밤에는 종식법을 실천하면
머리는 차가워지고 손발은 따뜻해진다

종식법을 처음 배우는 사람들에게 자주 받는 질문이 있다. "종식법을 하다 나도 모르게 잠들었다 깨어보면 발이 따뜻해지는데, 오히려 정신을 바짝 차리고 애써 행하면 더 차가워지는 것 같아요. 왜 그런 건가요?" 이는 곧 마음의 문제다. 들고나는 숨길을 자연스럽게 지켜보지 않고 인위적으로 호흡을 조장하고 잘해보자는 마음을 앞세우기 때문이다. 그냥 유유자적 편안한 마음으로 관찰만 해야 한다.

종식법의 연습은 꼭 잠자리에서만 행하는 게 아니라 어디서든 할 수 있다. 나는 술 마실 때도 종식법을 응용한다. 발목 아래에 마음을 집중하고 차가운지 따뜻한지 등을 살피면서 첫 잔을 마시면 술기운이 발로 유도되어 금세 말초를 훈훈하게 해준다. 얼굴이 빨개지는 게 아니라 손발부터 따스해진다.

동서양 고금에서 가장 널리 강조되고 있는 건강한 삶을 위한 명제는 '머리는 시원하게 손발은 따뜻하게 하라'는 두한족열이다. 이는 곧 우리 몸의 뿌리에 해당하는 머리는 시원해야 하며, 말초신경이 위치한 수족이 따뜻해야 함을 말한 것이다. 말초가 따뜻하다는 것은 온몸의 혈액순환이 원활하다는 의미이다. 이에 따라 세포에 필요한 영양분 및 에너지의 공급과 몸속의 독소를 원활하게 배출할 수 있다는 말이다. 이는 우리 몸의 생존수단의 기본이라 할 수 있는 기혈순환의 조화로움을 확보하기 위한 방편이다. 몸이 완전한 어린아이 때는 구석구석까지 혈액순환이 원활하여 손발이 따뜻하고, 몸을 누이면 곧바로 잠에 빠져 드는 것은 몸이 조화롭기 때문이다.

 나이가 들어가면서 몸의 조화로움을 잃어버릴수록 심장에서 멀리 떨어져 있는 손발까지 혈액순환이 원활치 않을 뿐만 아니라 수족부터 피로를 느낀다. 그래서 발바닥을 자극하며 발쪽으로 혈액순환을 유도하는 걷기가 가장 기본적인 운동법이 되는 것이다. 낮 시간에 충분히 걸으면 양질의 수면을 취하는 데 도움이 된다. 이러한 이치를 활용한 방법이 곧 잠자리에서 취할 수 있는 종식법이다.

수행의 핵심,
하단전은 어디인가

도가의 심신 수련자들이 가장 기본으로 여기면서도 중요하게 여기는 곳이 하단전下丹田이다. 노자가 《도덕경》 제6장에서 천지의 기운이 들고나는 곳으로 상정한 '현빈지문玄牝之門'이 바로 하단전이며, 그곳이 중요한 이유는 《난경難經》에서 규정한 대로 "성명生命의 조종이며, 생기生氣의 근원이며, 오장육부의 근본이고, 12경맥의 뿌리이자 음양의 기운이 교회하는 호흡의 문"이기 때문이다. 그래서 수련가에서는 수행의 기초를 하단전에 두고 있는 이유다.

그런데 문제는 그곳이 어디에 위치하고 있느냐이다. 수련 관련 전문서적에서도 통일되지 못하고 있는 하단전은 도교 수련 전문서적인 《포박자抱朴子》에서는 '배꼽 아래 2촌 4분', 《황정경黃庭經》은 '배꼽 아래 1촌 3분'이라 했고, 《성명규지性命圭旨》에서는 '배꼽 아래 3촌', 《기경팔맥고奇經八脈考》에서는 '배꼽 아래 2촌'이라고 규정하고 있는데, 후대로 올수록 그 범위는 배꼽 아래 7촌까지 확대되는 양상을 보이며 더욱 혼란스럽다. 몸의 앞 부위 정중앙을 흐르는 임맥의 기해혈, 석문혈, 관원혈 등으로 문파마다 저마다 달리 지목하고 있는데, 이러한 현상은 왜 일어나고 있을까?

　필자 역시 오랫동안 고민을 하며 고심해왔던 것이 바로 하단전의 위치 문제였다. 전문 경전에서조차 통일되지 못하고 다양하게 제시되고 있으니 말이다. 그 의문의 실마리는 의외로 한자의 어원을 공부하면서 힌트를 얻었다. '붉다'는 뜻을 지닌 丹(단)과 朱(주)자를 통해서였다.

　먼저 살펴볼 붉을 丹은 통나무로 형틀을 짠 '우물 난간'의 모양을 본뜬 우물 정井의 변형과 광물을 뜻하는 점 주丶로 구성되었다. 그러나 여기서 井은 우물이 아니라 광석을 캐내기 위해 판 갱도를 의미한다. 즉, 갑골문과 금문에 그려진 자형을 보면 광산의 갱도에서 광물을 캐내는 모양인데, 땅속 '깊은 곳'에서 얻을 수 있는 붉은 주사丶를 나타내 '붉다'라는 뜻을 지니게 되었다. 하지만 이 丹 자만으로는 그 땅 속 깊이가 어느 정도인지 헤아리기가 쉽지 않다.

　그래서 붉다는 뜻을 지닌 또 다른 글자인 朱(주)자를 주목하게 되었다. 갑골문이나 금문에 그려진 붉을 朱는 나무 목木의 중심부에 점을 표시한 모양이다. 나무를 자르고 나이테의 중심부를 살펴보면 '붉은색'이 드리워 있는데, 바로 이러한 색깔을 표시한 지사 글자라 할 수 있다. 현재 자형을 인문학적으로 살펴보면 자형 상부의 모양은 나무를 자를 때 사용하는 '톱'의 모양으로 보인다. 이러한 흔적은 나무를 베고 난 그루터기를 뜻하는 '그루 株(주)'나 형벌의 하나인 '벨 誅(주)'에 남아 있다. 이에 따라 나무의 중심부가 붉은색임을 나타낸 글자가 朱라면, 땅 속 깊은 곳의 중심부 역시 붉다고 보았는데 바로 '붉을 丹'으로 표현하였다.

  이 두 글자를 살펴볼 때, 옛사람들이 인식한 '붉다'는 뜻은 곧 사물의 '중심부'를 지칭한다고 볼 수 있지 않을까! 하는 생각을 하게 되었다. 그래서 가진 의문은 과연 배꼽 아래의 1촌 3분에서 7촌 부위의 중심부라는 곳은 어디를 가리키는 것일까였다. 앞서 지목했던 임맥상의 석문이나 기해 혹은 관원 등을 지칭하는 것일까?

  이 문제는 동양의학에서 호흡기관으로 본 금 장부(폐와 대장)의 역할과 기능을 잘 살펴보면 그 해답을 얻을 수 있다. 폐와 대장은 횡격막을 경계로 몸통의 위 아래에 위치하며 호흡 조절을 통해서 신체의 외기압과 내기압을 조정하는 임무를 맡고 있다.

  인체의 호흡은 크게 두 가지로 나눌 수 있다. 코를 통해서 하는 폐호흡과 피부의 수많은 모공을 통해서 하는 피부호흡이다. 폐를 통한 호흡은 코를 통해서 하기 때문에 쉽게 수긍할 수 있지만, 피부호흡을 주관하는 장부를 대장이라고 하면 쉽게 납득하지 않는 경향이 있다.

횡격막 아래 위치한 대장은 배꼽을 정중앙에 두고 우측 하복부에서부터 우측 갈비뼈 쪽으로 상행결장 좌측 갈비뼈 쪽으로 횡행결장 좌측 하복부 쪽으로 하행결장 하복부 중앙의 직장 쪽으로 S자 결장으로 이어지며 복부 전체를 감싸 안아 돌고 있다. 그러니 숨을 쉴 때 가슴 부위보다는 배꼽을 중심으로 한 복부 전체가 들고남을 염두에 둘 필요가 있다. 이는 곧 우리가 인식하기에 쉽지는 않지만 배가 들고남에 따라 또 다른 호흡인 피부호흡이 이루어지고 있다는 반증이기 때문이다. 그래서 호흡 수련을 중시한 수련가는 몸의 주인인 마음을 붙들어두기 위해 복부를 중심으로 한 배꼽의 들고남을 잘 관찰盬守下丹田하라는 경고를 누차 강조하고 있다. 초행자의 경우 코를 통해 들고나는 호흡을 관찰하다가는 자칫 상기 현상이 일어남을 경계하려는 것이다.

그렇다면 하단전은 과연 어느 위치를 지목하는 것일까. 도교 내단학에서는 삼관三關수련법을 강조하고 있는데, 그 관문들이 바로 하단전과 중단전 그리고 상단전이다. 상단전은 양미간의 인당혈과 정수리 부위에 위치한 백회혈이 직각으로 만나는 머리 중앙의 니환泥丸, 중단전은 양 유두를 연결한 정중앙선보다 약간 위에 위치한 임맥상의 전중혈中과 독맥상의 영대혈靈臺이 몸통 중앙에서 교회하는 강궁絳宮이며, 상·중단전이 모두 몸 속 중심부에 자리하고 있다.

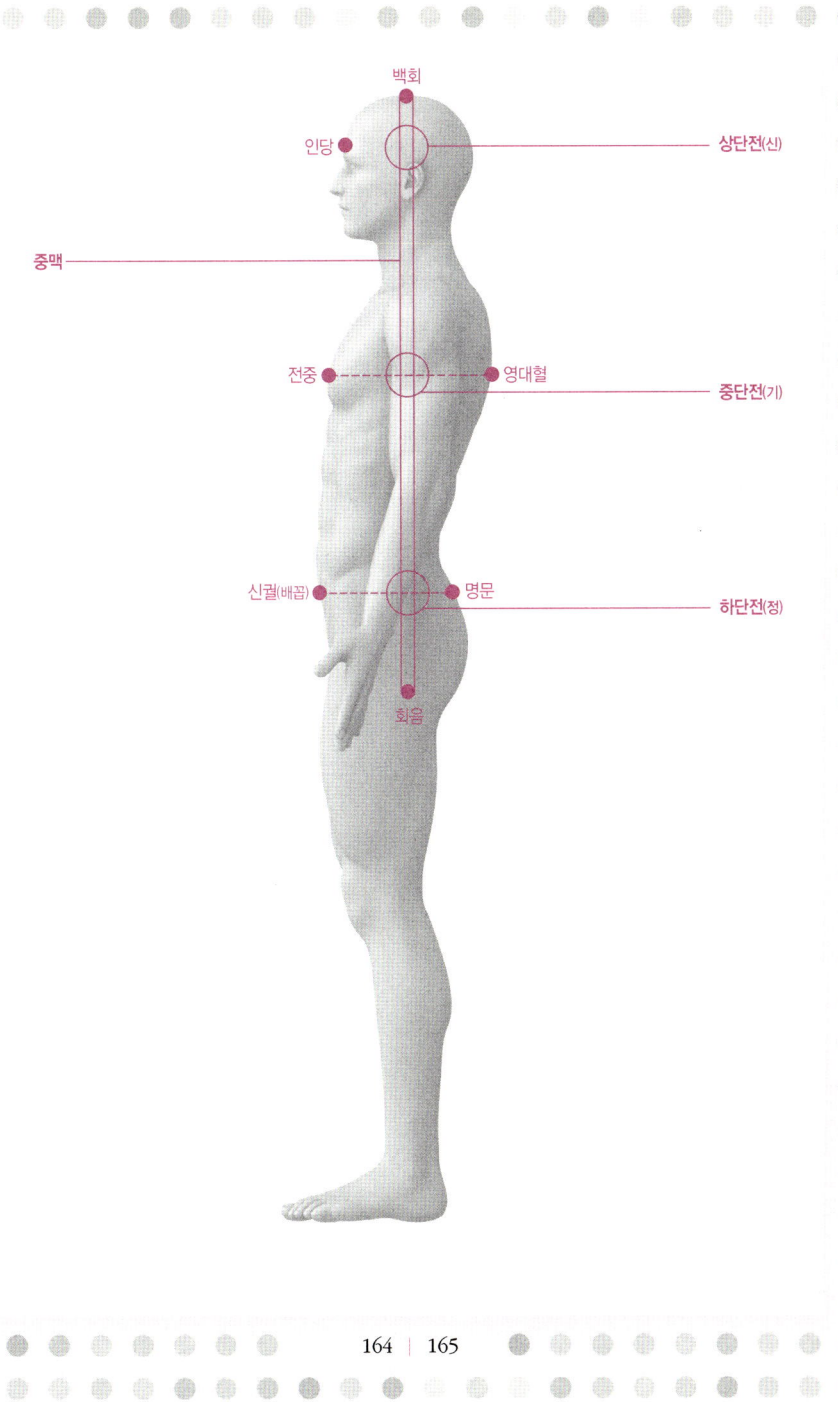

그런데 왜 하단전만은 배꼽 아래라고 했는데 그 위치가 제각각일까. 이는 곧 앉거나 서 있는 상태에서 관측했기 때문이 아닐까. 만약 누워서 배꼽 아래라고 한다면 그 위치는 확연하게 달라진다. 여러 경전에서 제각기 제시한 1촌 3분에서 7촌 부위를 모두 수용할 수 있다. 사람마다 복부의 둘레가 다르기 때문에 배꼽(배꼽)과 허리 쪽 독맥상의 명문혈(命門)이 만나는 중심 부위는 정확히 규정하기가 쉽지 않다. 그러다보니 제각각일 수밖에 없었을 것이다. 즉, 개인의 신체적 특성상 하단전은 누웠을 때 배꼽 아래 몇 촌 부위라고 단정할 수 없다는 생각이다.

배꼽은 태아가 태중에 있을 때 생명 에너지를 공급받았던 유형의 통로이며, 명문(命門)은 살아가면서 생명력의 기운이 들고나는 문이라 할 수 있다. 하단전이 배꼽과 명문이 횡으로 만나는 복부 중심부라는 가정은 수련가에서 중시되고 있는 중맥(中脈)을 살펴보아도 그렇다. 그 맥은 머리 상부에 위치한 백회에서 시작되어 몸의 중심부를 통과하며 상단전, 중단전, 하단전 회음으로 이어지기 때문이다.

이상에서 살펴보았듯 우주의 기운이 들고나는 하단전은 앉거나 서있을 때 배꼽 아래가 아니라 배꼽과 명문혈을 앞뒤로 연결했을 때 복부의 중심부임을 유추할 수 있었다. 수행을 해본 사람이라면 배꼽을 중심으로 복부 전체의 들고남을 관찰하면서 새롭게 제시한 하단전을 철저하게 지켜볼 때가 훨씬 심신의 안정을 기할 수 있음을 체험할 수 있을 것이다. ■

호흡법
—
04

발과 온몸으로 호흡하는 종식법 따라하기

종식법을 처음부터 잘할 수는 없다. 그래서 3단계로 구분하여 난이도를 높여가길 제안한다. 처음 1단계부터 차분한 마음으로 실시해보자. 1단계를 통과하면 2, 3단계는 생각보다 훨씬 쉽게 익힐 수 있다.

...

1단계 호흡법

1. 이완법을 실행할 때처럼 천정을 바라보듯 바르게 눕는다. 양손과 양발은 15도가량 벌려 몸에 닿지 않게 한다. 이완법에서처럼

양손은 악고를 한다. 여의치 않다면 손바닥을 낮에는 방바닥을 향하게 하고 밤에는 하늘을 향하고서 머리끝에서 발끝까지 몸 전체를 마음으로 바라본다.

2. 그런 다음 발목 아래의 발등과 발바닥, 발가락의 느낌에 집중하고 따스한지 차가운지 혈관이 스멀거리는지 주도면밀하게 1분 정도 살핀다. 집중이 안 될 때는 마음속으로 '긴장 완화'를 되뇌이며 발에 온 마음을 쏟는다.

3. 이제는 쉽게 알아차릴 수 있는 호흡기관인 코가 발바닥 중앙의 용천혈湧泉六에 있다고 가정한다. 온 마음을 집중하며 숨길이 용천혈로 들고난다고 생각하며 그곳을 마음으로 바라본다. 호흡은 인위적으로 하지 말고 자연스럽게 들고나는 숨길을 바라보

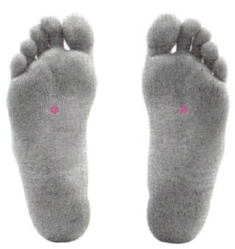

용천혈

면 된다. 처음에는 몇 호흡을 하기도 전에 자기도 모르게 잠 속으로 빠져들 수 있다. 개의치 말고 깨어났을 때 마음을 집중하며 다시 반복하면 된다.

4. 호흡을 하면서 동시에 발목 아래의 느낌도 관찰해야 한다. 그렇게 호흡의 숫자를 세어가며 관찰하다 보면 서서히 발의 느낌이 면밀해지고 따스해짐을 느낄 수 있다. 이때는 오직 발의 느낌에만 집중한다. 처음에는 쉽게 따뜻해지지 않지만 지속적으로 연습하면 점점 더 시간을 단축시켜 보다 빠른 시간에 온기를 느낄 수 있게 된다. 중요한 것은 마음으로 호흡을 주도면밀하게 살피면서 마음이 망상이나 몸 밖으로 도망가지 않도록 호흡과 마음을 서로 의지시켜 붙들어두어야 한다. 이것이 바로 잠의 마법의 핵심사상인 심식상의 心息相依(마음과 호흡을 서로 의지하는 수행법)를 위한 기본요건이다.

5. 수행 초기에는 1단계를 진행하다 자신도 모르게 잠 속으로 빠져드는 게 대부분이다. 그러나 이미 입면의식을 치렀다면, 잠들었다 하더라도 잠들지 않은 뇌간에서는 계속적인 살핌이 이루어진다. 일례로 버스나 지하철의 좌석에 앉아 종식법을 시행하다 잠깐 잠이 들었다 깨어나면 발이 훈훈해져 있는 것이 그 증

거다. 더구나 편안하게 잠자리에서 행한다면 이러한 효과는 보다 빠르다.

2단계 호흡법

1단계 호흡법에서 발목 아래의 부위가 따스한 온기를 느낄 수 있을 만큼 조건이 갖추어졌다면, 이제는 2단계 호흡법으로 단계를 높인다. 처음 시작이 어렵지 1단계가 이루어지면 다음 단계는 아주 쉽게 도달할 수 있다. 말초신경이 몰려 있는 발끝이 따뜻해졌다는 것은 곧 혈액이 전신으로 잘 흐르고 있다는 의미이기 때문이다.

1. 마음과 호흡의 운용방식에 있어서 1단계와 크게 달라지는 것은 없다. 다만 관찰영역이 확대될 뿐이다. 이제는 마음과 호흡을 서로 의지시키며 관찰 부위를 무릎까지 확대한다. 이때 유념할 것은 1단계에서 살폈던 발목 아래를 제외하는 것이 아니라 그곳도 동시에 관찰하며 발목에서 종아리, 무릎까지도 살펴야 한다는 것이다.

2. 무릎까지의 살핌이 잘 이루어지고 있다면 이제는 관찰영역을

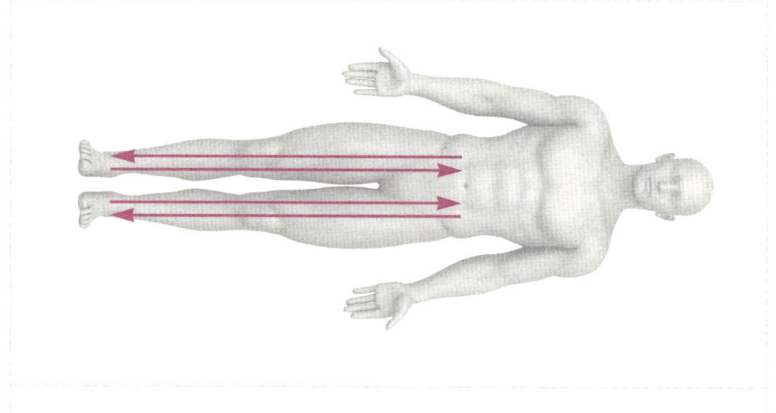

2단계 호흡법

허벅지 위 고관절까지 확대한다.

3. 허벅지와 고관절까지도 따스한 느낌이 온다면, 이제는 배꼽을 중심으로 한 복부 전체로 확대한다. 발끝에서 고관절까지 따스한 온기를 느낄 수 있다면 당연히 복부도 따스한 온기를 느낄 수 있다. 처음에는 기혈의 흐름이 원활해져 뱃속에서 꼬르륵거리는 장명腸鳴이 들리기도 하지만 살핌이 계속되어 안정되면 사라진다.

4. 이제부터는 마음과 호흡을 서로 의지시키며 발끝에서 복부에

이르는 생체 에너지의 통로인 경락을 관찰하면 훨씬 용이하다. 그림에 표기된 것처럼 지기地氣를 받는 음의 경락(비장, 간장, 신장)은 엄지발가락과 발바닥 중앙의 용천혈에서 시작되어 발 안쪽 부위를 따라 복부를 향해 올라가고, 천기天氣를 받아들이는 양의 경락(위, 담, 방광)은 복부 쪽에서 발의 바깥과 뒤 부위를 따라 두 번째(위), 네 번째(담), 다섯 번째(방광), 발가락을 향해 아래로 흐른다. 들숨을 쉴 때는 발가락과 용천혈에서 유입된 숨길이 발 안쪽을 흐르는 음의 경락을 따라 복부로 올라와 가득 차고, 날숨은 복부의 가득 찬 숨이 양의 경락이 흐르는 발의 외측을 따라 내려가다 발가락이나 발바닥으로 빠져나간다고 생각하면서 호흡을 관찰하면 망상이나 잡념에서 벗어날 수 있다.

5. 2단계 호흡법에서 장명이 사라지고 발은 물론 복부 전체에 따스한 온기가 느껴지면 다음 단계로 넘어간다. 수행 도중에 잠에 빠졌다 하더라도 걱정할 필요는 없다. 처음에는 단 몇 분도 지속하기 어렵지만 수행이 거듭될수록 고요하게 살필 수 있는 시간이 점차 늘어날 것이다.

3단계 호흡법

2단계 호흡법인 발끝에서 복부까지 음의 경락과 양의 경락을 따라 몸의 하부를 지켜보았다면, 3단계에서는 손끝에서 복부까지를 포함하여 관찰영역을 몸 전체로 확대한다. 2단계까지 원활하게 살필 수 있었다면 3단계 역시 어렵지 않다. 거듭 말하지만 1단계 호흡법만 잘 이루어진다면 2·3단계는 어렵지 않게 수행할 수 있다. 무엇이든 기초가 중요한 법이다.

1. 1·2단계에서 주요 호흡기관인 코가 발바닥의 용천혈에 있다고 가정했다면, 3단계에서는 발과 같이 말초신경이 몰려 있는 손바닥 중앙의 노궁혈勞宮穴(주먹을 쥐었을 때 네 번째 손가락 끝이 닿는 부위)이 추가된다.

2. 인체 상부에 위치한 손은 천기天氣를 받아들이는 양의 경락(대장, 삼초, 소장)이 두 번째(대장), 네 번째(삼초), 다섯 번째 손가락(소장)에서 시작되어 팔뚝의 바깥 부위를 따라 흐르며 머리를 휘돌아 몸통으로 유입되어 발가락 끝에서 끝나는 양의 경락과 연결되고, 엄지발가락과 용천혈에서 시작되어 지기地氣를 받아 올리

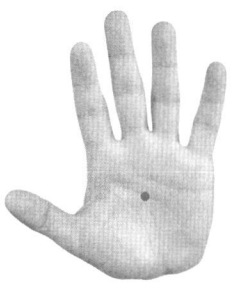

손바닥 중앙의 노궁혈

는 음의 경락은 흉부에서 손 쪽으로 흐르는 음의 경락(폐, 심포, 심장)과 만나 팔의 안쪽 부위를 따라 흐르다 엄지(폐), 가운데손가락(심포), 새끼손가락(심장)에서 끝이 난다. 들숨일 때는 손가락과 노궁혈에서 유입된 숨길이 양의 경락을 따라 흐르다 배꼽을 중심으로 한 하단전이 위치한 복부로 가득 찬다고 상상한다. 중요한 것은 들숨 시에는 발의 용천혈로는 지기인 음기가, 손의 노궁혈로는 천기인 양기가 동시에 경락의 흐름에 따라 유입된다는 점이다. 또한 날숨 시에는 복부에 유입된 숨길이 아래로는 발 쪽의 양의 경락을 따라 나가고, 동시에 상부로는 손의 음의 경락을 따라 나간다는 데 유의해야 한다. 즉, 내 몸을 통해 천기와 지기가 교회하는 것이다.

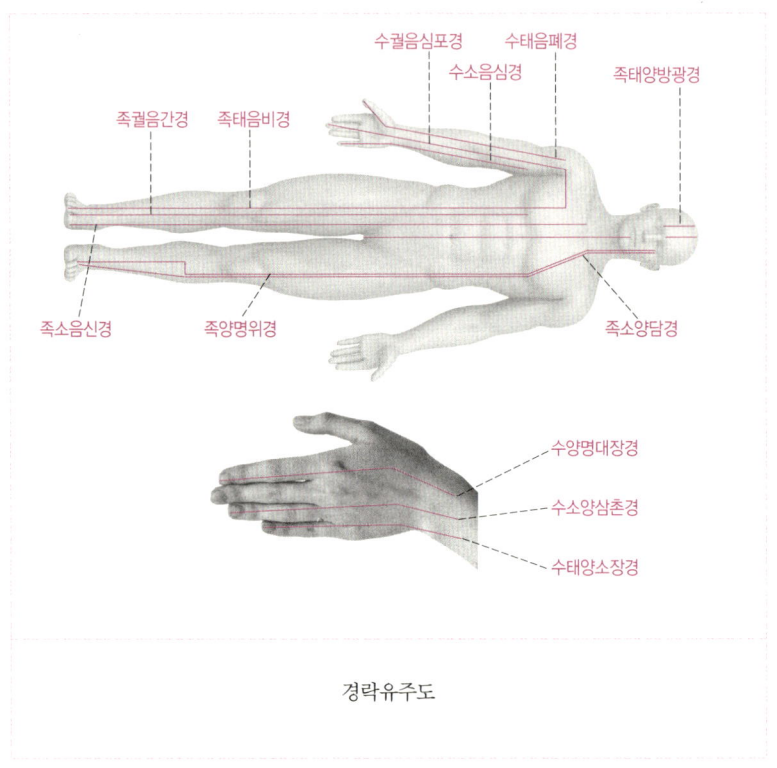

경락유주도

3. 즉, 들숨 때 발에서 유입된 지기는 발 안쪽을 유주하는 음의 경락을 따라 복부에서 손의 바깥쪽을 따라 유입된 천기와 융화되면서 몸을 깨끗하게 정화하고, 반대로 날숨 때에는 몸을 정화하고 난 탁기가 배꼽을 중심으로 한 복부에 모여 천기는 복부에서 발의 바깥쪽으로 유주하는 양의 경락을 따라 땅속으로 흘러들고 지기는 복부에서 손의 안쪽으로 유주하는 음의 경락을

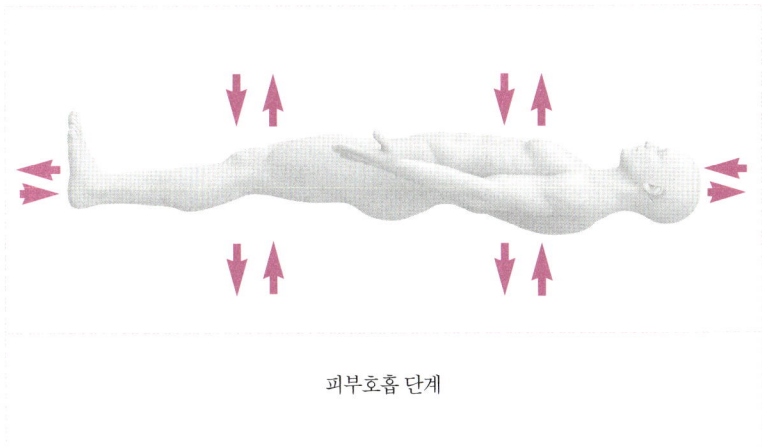

피부호흡 단계

따라 하늘로 퍼져나간다고 생각한다.

4. 이 단계에 도달하면 호흡은 아주 미미하고 깊어지며 몸이 훈훈해지고, 마음이 편안해지면서 집중력 역시 아주 높아진다. 이러한 상태에 도달하면 경락의 흐름을 무시하고 온몸을 통한 피부호흡 단계로 진입할 수 있다.

5. 배꼽을 중심으로 한 복부 전체가 호흡에 따라 미미하게 들고나는데, 이제는 체표를 덮고 있는 전신의 피부를 통해 들고나는 숨길을 관찰한다. 즉, 몸 전체가 호흡기관이 되는 것이다. 들숨 때에는 우주 공간의 정미한 에너지가 피부를 통해 유입되어 모

든 세포를 깨끗하게 정화하고, 날숨 때에는 전신의 세포에서 생성된 노폐물과 탁해진 기운이 피부를 통해 빠져나간다고 생각한다. 이 단계에 도달하면 자가 치유 능력이 몰라보게 커지는 것을 알 수 있다.

6. 몸 전체를 호흡기관으로 삼아 들고나는 숨길을 지켜보다 보면 몸이 아주 편안하게 이완된 상태이기에 마음도 아주 평화롭다. 어느 순간부터는 몸이 있는지조차도 느낄 수 없을 만큼 심신이 조화롭게 된다.

불면증이 있는 사람은 중간중간 잠에서 깨어났을 때, 소변이 마렵거나 하는 생리적인 현상이 없다면 시계를 바라보며 짜증을 내기보다는 '나에게 종식법을 다시 할 수 있는 또 한 번의 기회가 주어졌구나!' 하는 마음가짐으로 다시 일련의 의식을 거행하면 좋다. 수면 도중에 깨어났을 때는 처음 잠자리에서 행할 때보다 오히려 마음으로 바라보는 집중력이 더 좋아진다.

우리 몸이 부분적으로 긴장된 상태이거나 전체적으로 편안하게 이완되어 있지 않으면 마음 집중이 잘 되지 않는다. 그러나 일정시간 수면을 취하다 어떠한 이유로 깨어나더라도 처음보다는 몸의 긴장이 완화되어 있기 때문에 쉽게 집중력을 발휘할 수 있다.

5

몸에서 마음까지,
내 삶이 바뀌는 뇌간 치유 수면명상법

우리 몸은 수시로 소통을 위해 다양한 신호를 보내고 있다.

몸의 주인인 마음이 깨어 알아차리는 것이

곧 내 몸을 직접 치유할 수 있는 방법이다.

또한 몸속의 독소를 배출하고 상쾌하게 아침을 열 수 있는 방법이

곧 뇌간 치유를 통한 수면명상법이다.

01

마음으로 몸과 소통하고 대화하는
존사법·존상법

지금 우리의 뇌리 속에서 꿈틀거리는 생각의 편린들이 곧 나의 미래를 만드는 퍼즐이 된다면, 우리는 온갖 종교 경전들에서 말하고 있는 '올바르고, 긍정적이며, 용서하고, 화해하고 등등의 가르침'을 실행할 수 있을까?

...

좋은 말과 생각은 몸을 치유한다

일상에서 말하고 생각하는 일체 행위가 곧 우리 몸에 빠짐없이 반영된다는 사실이 과학적으로 입증되고 있다. 미국 하버드대 심리학과 교수를 지낸 엘렌 랭어 Elen Langer의 실험이 가장 유명한데, 1979년 랭어 교수는 70~80대 남자노인 16명을 20년 전인 1959년 상황으로 되돌려 꾸민 외딴 수도원에서 생활하도록 하고, 흑백 텔레비전과 라디오 영화도 20년 전의 내용만을 보게 하였을 뿐 아니라 일상의 언어나 생각도 20년 전으로 돌아간 자신의 모습으로 행동하고 말하게 하였다. 그렇게 일주일을 생활했는데, 어떠한 일이 벌어졌을까?

놀랍게도 노인 대부분이 시력과 청력은 물론 기억력과 악력이 향상되었으며, 휠체어나 간병인의 도움을 받아야 움직일 수 있었던 몇몇 노인은 실험 후에는 혼자서 거동하였고, 일주일 전과 후의 사진을 본 제3자들도 실험 후의 사진을 젊었을 때 찍은 사진일 것이라고 했다는 것이다. 바로 일상의 생각이나 마음이 몸에 그대로 반영된다는 한 예를 보여주고 있다.

옛 성현들은 늘 언어의 중요성뿐만 아니라 일상의 생각까지도 경계의 끈을 늦추지 않았다. 그래서 공자는 《대학》에서 "남이 싫어하는 것을 좋아하고, 남이 좋아하는 것을 싫어하는 것, 이는 인간의 본성을 거스르는 것이라 하는 것이니 재앙이 반드시 그 몸에 미칠 것"이라고 하였다.

우리 속담에 '말이 씨가 된다'고 했다. 좋은 말은 자신의 몸에 긍정적인 효과를 주지만 나쁜 말은 악영향을 준다. 이러한 현상을 응용한 것이 동서의 많은 종교에서 사용하는 주문이다. 즉, 기독교에서 '주기도문'을 외우거나 불교에서 '만트라'를 암송하는 것만으로도 마음이 차분해지고 몸도 편안해짐을 경험했을 것이다. 바로 좋은 말로 몸을 치유하는 방법이다.

우리의 뇌는 크게 대뇌, 뇌간, 소뇌로 구성되어 있다고 했다. 우리가 일상에서 의도적으로 활용하는 대뇌는 전두엽, 측두엽, 후두엽, 두정엽으로 구성되어 있는데, 인간의 오욕칠정과 같은 감정의 변화를 감지하고 판단한다. 그래서 시시비비에 따라 감정을 추스른다고는 하지만, 우리 생명력 유지를 위한 필수적인 소프트웨어가 저장된 뇌간은 대뇌에서 이루어진 이러한 감정을 시시비비의 판단 없이 그대로 반영하게 된다. 따라서 일상에서 우리가 생각하거나 말한 내용은 그대로 뇌간에 영향을 준다.

이러한 마음과 인체의 상호작용을 간파한 선지자들은 늘 긍정적인 생각, 고운 말씨를 강조하였던 것이다. 지금 생각하고 있는 내용과 무심코 내던진 말들이 내 몸에 반영되어 다가올 미래를 열어간다고 볼 수 있다. '꿈'이란 '꾸미다'의 명사형이라 할 수 있는데, 자신의 생각에 의지를 반영하여 날마다 꾸며가다 보면 반드시 이루어지게 되어 있다. 그 주도적인 역할을 하는 게 바로 우리 마음이다.

우리가 마음을 먹거나 생각을 언어로 표현하면 자율신경계를 통해 전신의 세포에 정보로 전달되는데, 곧바로 각 세포의 기억장치에 입력되어 새로운 작용을 이끌어내게 된다. 따라서 항상 긍정적인 생각으로 좋은 정보를 입력하면 내 몸도 동시에 변화하게 되며, 계속해서 보다 나은 쪽으로 진화하게 된다.

따라서 우리가 일상에서 무심코 내뱉는 "아이 재수 없어!", "기분 나빠!", "죽고 싶어!", "죽여 버릴 거야!" 등의 부정적인 생각이나 언어보다는 긍정적이면서도 발전적인 "사랑해!", "고마워! 넌 참 착한 아이야!", "난 꼭 이루고 말거야!" 등의 말이 희망찬 내일의 현실을 이루어주는 동력이 되는 것이다. 물질적인 변화를 일으키는 이면에 마음이 일으키는 파장이 있다는 것을 항상 염두에 두어야 한다.

...
잠의 마법은 마음의 힘을 체험할 최고의 기회

나에겐 오랜 친구가 있는데, 그는 사업이 여의치 않자 위안 겸 취미삼아 배운 활쏘기(國弓)로 3년만에 한 도의 대표선수가 되었다. 만날 때마다 내가 일러준 방법은 마음으로 하는 이미지 트레이닝 기법이었다. 즉, 잠자기 전 입면의식을 거행할 때, 상상력을 동원하여 훈련에 임할 때처럼 활시위를 당기고 날아가는 화살을 바라보며 과녁에 명중하는 상황을 그려보라고 했다. 잠들기 전까지 매일 밤 마음으로 상상훈련을 하게 한 것이다. 이는 그 효력이 입면의식 때만 해당되는 게 아니라 수면시간 내내 유지돼 밤샘 훈련한 것과 같은 효과를 얻을 수 있다. 그는 요즘 전국 최고 선수 반열에 올라있으며, 매년 서너 차례씩은 금메달을 목에 걸고 있다. 마음으로 상상하여도 우리 세포는 실제 훈련처럼 각인하기 때문이다.

그래서 몸과 마음의 상관성을 강조했던 노자는《도덕경》제3장에서 "마음을 텅 비우면 복부가 튼실해지며, 마음의 의지를 부드럽게 하면 내실의 뼈가 강하게 된다"고 했다. 장자 역시 '심재좌망心齋坐忘'을 강조했는데, 심재는《장자》〈인간세편人間世篇〉에 나오는 단어로 인간의 감각이나 의식을 잠재우고 마음을 화평하게 하는 것이며, 좌망 역시《장자》〈대종사편大宗師篇〉에 나오는 어휘로 일상의 잡다한 생각을 잊어버리는 좌선법을 말한다.

이러한 노장사상의 핵심은 마음이 몸에 영향을 주고 있다는 것이다. 요즘 새롭게 각광받고 있는 '심신상관의학心身相關醫學, Psychosomatology' 역시 각종 질병의 원인을 마음으로 보고, 지속적으로 긍정적인 마음의 작용을 일으켜 암환자에게 방사선이나 항암치료보다도 강력한 효과를 유발시키고 있다.

김상운은《왓칭》이라는 책에서 식도암이 간, 폐, 척추, 흉골 등 온몸으로 퍼져 6개월이라는 시한부 선고를 받은 하이벨 할머니가 단 7일간의 기도로써 완치한 사례를 소개하고 있다. 그 할머니는 존경받는 신부의 뼛조각으로 만든 목걸이를 지니고서 반드시 나을 수 있다는 믿음과 함께 '신부님이 제 암을 씻어내는 장면을 생생하게 그리고 또 그렸을 뿐'이었다는 것이다. 일주일 후 다시 검사를 한 의사들도 깜짝 놀랄 뿐 이를 설명할 수는 없었다고 한다.

바로 나을 수 있다는 강력한 믿음을 바탕으로 한 마음이 만들어낸 기적인 것이다. 이러한 기적은 누구나 만들 수 있다. 간절한 믿음과 신념만 있다면 얼마든지 기도의 효력을 자신의 몸에 체험할 수 있다.

일상에서 이러한 마음의 영향력을 가장 강력하게 유지할 수 있는 수단이 바로 잠자리에서 행할 수 있는 잠의 마법임은 두말할 나위가 없다. 바로 잠들기 전 입면의식을 통해 간절한 소망을 마음으로 입력하면 우리 인체에서는 잠자는 내내 그 염원을 유지, 강력한 기도 효과를 발휘하기 때문이다.

...

몸과 소통하는 오붓한 시간이 병을 예방한다

당신은 몸과 소통하며 대화하고 있는가. 늘 함께 하면서도 자칫 소홀하기 쉬운 우리 몸, 그 몸과 대화하는 게 어렵지만은 않다. 몸의 주인인 마음이 깨어 알아차리고 바라보기만 하면 된다. 마음이 몸을 벗어나서는 신체 각 기관은 물론 수족 등에서 다양하게 신호를 보내고 있어도 알아차릴 수가 없다. 하루 종일은 어렵다 하더라도 잠자리에 들거나 잠에서 깨었을 때만이라도 10~30여 분 동안 몸과 오붓한 시간을 가져보면 어떨까. 그렇게 매일 밤 잠자리에서 행한다면 몸을 위협하는 다양한 질병현상을 사전에 어느 정도는 예방할 수 있을 것이다.

서로 간의 소통이 없는 무관심만큼 우리 사회를 위협하는 게 있을까. 무관심하면 소통은커녕 대화마저도 이루어지기 어렵다. 지역 및 계층 간의 갈등은 물론 사회의 붕괴를 유발할 수 있는 악의 요인으로 돌변하기도 한다. 우리 몸 역시 예외일 수 없다. 수많은 세포로 이루어진 우리 몸도 다양한 정보망을 통해 서로 간의 견제와 통제, 그리고 조화를 꾀한다. 그런데 조직이나 세포 간에 소통이 없어지면 오장육부 간의 조화가 무너져 종국에는 특정 부위에 심각한 질병현상이 나타난다고 볼 수 있다.

우리 이웃이나 사회가 서로 이해하고 관심을 가질수록 소통은 원활해지고 건강한 이웃관계를 이룩할 수 있는 것처럼 우리 몸도 마음이 주체가 되어 몸속의 다양한 신호에 귀 기울이는 것, 그것이 바로 관심과 소통하려는 의지라 할 수 있다.

몸과 대화하는 법, 존사법·존상법

이러한 사실에 착안하여 오랫동안 도가^{道家}에서 행하는 수행법이 존사^{存思}

혹은 존상存想법이다. 사마승정이 《천은자天隱子》에서 "存이란 나의 정신이 몸에 늘 깨어 존재하게 하는 것이며, 想이란 내 몸의 각 부위를 바라보며 생각하는 것"이라고 정의했듯 마음이 깨인 상태에서 내 몸을 생각하고 바라보는 것이다. 행주좌와行住坐臥에 관계없이 어느 때든 할 수 있지만, 이 책에서는 가장 효과적인 '누워서' 하는 방법을 소개하고자 한다.

먼저 10~30여 분 동안 조금도 움직이지 않을 최대한 편안한 자세를 취하고 눕는다. 도중에 움직이면 몸에서 보내는 신호가 단절되거나 놓치기 쉽기 때문이다. 이부자리는 너무 덥거나 춥지 않고 아늑함이 느껴질 정도가 좋으며, 계절에 맞는 이불을 선택하고 늘 발부터 가슴까지는 덮어 체온을 유지하는 게 좋다. 움직이지 않을 자세를 취했다면 배꼽을 중심으로 복부 전체를 마음으로 바라보며 심호흡을 세 번 한다. 이어 머리에서 발끝까지 몸 각 부위를 바라보는 상세 이완법을 통해 긴장을 해소하여 심신을 편안하게 한다.

몸을 이완하고 나서 가장 먼저 집중적으로 소통하고 대화할 부위는 말초신경이 몰려 있는 손과 발이다. 그중에서도 발을 대상으로 삼는 게 좋다. 발이 따뜻해지면 손은 자연스럽게 따스해지기 때문이다. 먼저 발목 아래의 느낌에 집중한다. 발가락은 물론 발등과 발바닥이 차갑거나 시린지를 살핀다. 발목 아래가 차가우면 몸 전체의 이완이 아직 이루어지지 않았다는 신호인 동시에 잡념이나 망상이 수시로 일어나 집중할 수가 없기 때문이다.

처음 집중이 안 될 때는 마음속으로 '발가락이 차가움! 엄지발가락! 두 번째 발가락! 세 번째 발가락! 네 번째 발가락! 다섯 번째 발가락!'을 계속해서 반복적으로 되뇌이며 느낌을 관찰한다. 마음속으로 연호하며 발가락에 집중하면 다양한 느낌을 감지할 수 있다. 발가락 끝에서부터 미세한 떨림이나 스멀거림, 간지러움, 뭔가 쏘는 듯한 느낌 등 말로 형언하기조차 어려운 다양한 현상이 나타난다. 그렇게 계속 발목 아래에서 보내는 신호를 집중해서 바라보면 어느 순간부터는 따스한 온기가 발을 감싸 돌게 된다.

...

발이 따뜻해지는 것은 혈액순환이 잘되고 있다는 신호

발이 따뜻해지면, 자기도 모르게 잠 속으로 빠져드는 게 수행 초기의 현상이지만 계속해서 연습하면 이 또한 극복할 수 있다. 발이 따스해졌다는 것은 손뿐만 아니라 몸 전체의 혈액순환이 원활하게 이루어지고 있다는 것이다.

 손발이 훈훈해지면 이제는 관찰영역을 온몸으로 확대한다. 처음에 나타나는 미세한 통증이나 간지럼과 같은 신호는 몸의 가장 불편한 곳으로부터 온다. 그 신호를 집중해서 관찰하면 더 심해지기도 하고 불과 몇 초와 같은 짧은 시간 내에 사라지기도 한다. 그러나 고요한 상태를 유지하면서 관찰하면 일상에서는 느끼지 못했던 시림이나 극심한 통증이 지속되기도 한다. 이때는 관찰 집중을 위해서 해당 부위를 마음속으로 느끼며 감지해야 한다. '통증'이나 '시림'과 같이 나타나는 현상 그대로를 느끼면서 마음속으로 되뇌이며 계속해 바라보라. 불편함은 대략 2~3분 이내에 사라진다. 우리 내면은 고요히 지켜보지 않으면 웬만해선 그 속내를 드러내지 않는다.

그렇게 계속해서 고요함을 유지하면 통증이나 시림과 같은 현상은 몸 곳곳에서 나타난다. 바로 내면과의 끊임없는 이야기가 시작된 것이다. 알아채지도 못하게 동시다발적으로 나타나는 게 아니라 현재 느끼며 알아차리고 있는 현상이 사라지면 또 다른 부위에서 출현하고, 또 알아차려 사라지면 또 다른 부위에서 나타남을 반복한다. 이때 즉시 알아차려 마음을 집중하다 보면 몸이 보내오는 미세한 신호도 바라볼 수 있게 된다. 이것이 곧 몸과 소통하고 대화하는 가장 기본적인 방법이다.

이러한 방법으로 몸과의 소통이 원활해지면 자가 치유력을 높일 수 있는 존사법의 고급 단계, 즉 평소 불편했던 오장육부는 물론 인체 각 기관의 건강해진 모습을 마음속에 그리며 바라보는 '이미지 힐링'을 할 수 있는 준비가 된 것이다.

기가 막히면
아프고 고통스럽다

우리 인체의 에너지 통로인 경락계와 신경계, 순환계인 혈관계는 인체의 생리작용을 담당하는 주요 계통으로, 오장육부와 밀접하게 연관되어 있다. 오장육부와 이 3계는 각각 독립된 것이 아니고 유기적인 하나의 종합체를 이루고 있다. 이러한 상관관계로 인해 어떤 장부에 이상이 생기면 그 장부와 관련된 경락이나 혈관은 기혈순환이 잘 이루어지지 않아 인체에 병적인 반응이 나타나는데, 이것은 바로 오장육부의 균형이 어긋나 조화롭지 못한 상태임을 보여준다.

경락계란 생체 에너지의 통로이고, 신경계란 생체전기신호의 통로이며, 혈관계란 혈액의 통로이다. 오장육부의 기능은 경락계뿐만 아니라 자율신경계를 비롯하여 일체의 신경과 세포의 생성, 소멸 등 전신에 영향을 주면서 운영된다. 다시 말해 오장육부의 기능은 전신에 걸쳐 유기적으로 관여한다고 보는 것이다.

이들 3계의 작용 중에서도 가장 중요한 것은 코와 피부호흡을 통해 유입되어 경락을 통해 흐르는 기다. 기절(氣絶), 즉 기가 막히거나 끊어지면 인체는 즉각적인 반응을 나타낸다. 생명에 직접적인 영향을 미치는 것이다. 기가 부족하면 생체전류의 발생이 저하되고 혈액순환도 부진해진다. 발전기에서 자기장 없이는 전기가 발생되지 않는 것과 같은 이치다.

이처럼 중요한 기의 흐름을 현대의학에서는 소홀히 하는 경향이 있다. 물질적인 요소가 아니라서 현미경 등과 같은 현대의학적 진단기구로 관찰할 수 없다는 이유로 간과되는 것이다. 하지만 현대의학기기로는 아직 뚜렷한 병적인 현상이 관찰되지 않는데도 환자들이 고통을 호소할 경우 대개는 '신경성'이라며 의학적인 판단에서 제외시켜버리는 경우도 있다.

하지만 그동안 내가 만나본 사람들은 대부분 기의 순환에 문제가 생긴 경우였다. 막힌 곳을 뚫는다는 단순한 원리만 깨우치면 금세 해결될 문제들인데, 정작 본인과 주변 사람들은 그 사실을 모른 채 돌아 돌아 엉뚱한 곳을 헤매는 경우가 얼마나 많은지 안타까운 일이다.

1년 전 죽을상을 하고 나를 찾아온 40대 후반의 남자가 있었다. 그는 4년이 넘게 여름철에도 왼팔이 시리고 흉추 부위의 열감과 함께 뼈 속 깊은 곳에서 느껴지는 통증으로 인해 숙면은 고사하고 하루도 편한 날이 없다고 나를 붙잡고 거의 울다시피 했다. 이미 국내의 유명한 대학병원을 전전하며 갖은 검사를 해도 특별한 이유를 알아내지 못했다는 것이었다. 침과 뜸은 물론 동원할 수 있는 대체의학으로도 통증이 가시지가 않아 직장을 그만두고 산속으로 들어갈 예정이라고 했다.

내가 보았을 때, 척추의 기혈순환이 울체되어 흐름이 둔화된 상태였다. 그래서 열감과 통증이 동반되었고, 특히 경추 부위의 기혈순환 장애로 인해 왼팔이 시리고 불편하였던 것이다. 그에게 기혈순환을 촉진하는 데 유리한 잠의 마법을 전수했다.

그는 10여 년이 넘게 기수련을 해온 경험이 있어서인지 내가 설명하는 잠의 마법을 누구보다도 빠르게 받아들였다. 특히 강력한 입면의식을 거행하고, 몸과 마음이 이완된 상태에서 건강해진 척추를 이미지화하여 자가 치유 수단을 동원하게 하였다. 불과 몇 주 만에 효력이 발생하였고, 1년이 지난 요즘 그는 직장을 그만두지 않고서도 즐겁게 잠의 마법을 향유하고 있다.

생명력 유지에 필수적인 기를 충전하는 일은 수면을 통해 이루어진다. 그 이유는 수면시간 동안 몸 안에서는 대뇌와 소뇌의 간섭 없이 생명 유지를 위해 필수적인 역할을 하는 뇌간이 자율신경계를 통해 장기의 기능을 회복하고, 그 사이 기가 충전되는 것이다. 몸과 마음이 활동하는 깨어 있는 시간에는 많은 양의 생체에너지가 소모된다. 소모만 있고 충전이 없다면 우리 몸은 방전된 배터리나 다름없는 상태가 된다. 잠을 제대로 자지 못한 다음날의 일상이 어떠한지 경험해본 사람은 알 것이다. 충분한 수면시간의 확보와 함께 숙면이 중요한 이유다. ▪

02

잠의 마법을 통한 다섯 가지 자가 치유법

인간으로 태어난 이상 생로병사에서 자유로울 수는 없다. 그러나 '골골백년'이라는 말이 있듯이 자신의 몸과 마음에 늘 관심을 기울이고 잘 다스릴 수만 있다면 질병에서 어느 정도는 벗어날 수 있다. 거의 모든 질병이 마음에서 비롯된다는 것은 앞에서 언급한 대로다.

잠의 마법은 몸의 관찰을 통해 기혈순환을 원활하게 하고 마음의 평화를 찾는 명상법이다. 몸과 마음은 상호 유기적인 관계를 맺고 있다. 중요한 것은 몸의 주인인 마음을 어떻게 다스리느냐이다. 육신을 가진 이상 몸 상태가 좋지 않은데 마음의 안정을 꾀하기란 쉽지 않은 일이다. 그렇기 때문에 기본적으로는 몸을 먼저 다스리자는 것이 또한 잠의 마법에서의 기초적인 몸을 통한 수행법이다.

  우리 몸은 뛰어난 자가 치유 능력을 갖고 있다. 이러한 자가 치유 프로그램은 생명력 유지를 위해 필수적인 기능을 하는 뇌간에 갖추어져 있다. 따라서 대뇌나 소뇌의 불필요한 인식작용을 가능한 한 줄여서 뇌간이 최대한 자신의 역할을 할 수 있도록 방해하지 않는 것이 뇌간 치유법의 핵심이다. 잠의 마법에서 활용하는 대표적인 자가 치유법은 깊은 잠인 비램 수면 상태를 늘리고, 고요하게 마음을 다스리는 종식법과 같은 명상법이다.

  불편한 부위가 있다면 이완법에 이어 입면의식을 할 때, 해당 장부의 건강한 이미지와 함께 생리·병리적인 작용에 대해 익혀두면 도움이 된다. 신체에서 해당 장부의 위치나 모양 그리고 기능을 알고 있다면 훨씬 강력한 치유력을 발휘할 수 있기 때문이다.

...

1차 자가 치유

입면의식에서 하는 방법이다. 잠의 마법에 들어 몇 호흡을 지켜보기도 전에 잠 속으로 빠져드는 수행 초기에 한다. 먼저 불편한 부위를 마음 속으로 바라본다. 깊은 수면에 빠졌을 때라도 뇌간의 자연 치유력이 발휘되어 해당 장부의 기능이 정상적으로 회복된다고 마음을 집중한 뒤 건강해진 자신의 모습을 이미지화하며 주문을 걸듯 마법을 건다. 이미지가 잘 떠오르지 않을 때는 해당 장부의 건강한 사진을 출력하여 침대 맡에 붙여두고 잠자리에 들기 전에 바라보며 구체적 이미지를 머릿속에 입력하면 더욱 효과적이다.

...

2차 자가 치유

잠의 마법 도중이나 끝나고 난 뒤 하는 방법이다. 잠의 마법의 주요 수단인 종식법을 통해 말초신경이 몰려 있는 손끝과 발끝에 따스한 온기가 휘돌아 온몸이 훈훈해지고 몸과 마음이 안정되었을 때, 불편한 장기나 부위에 마음을 집중해서 바라본다. 온 마음을 해당 부위에 집중하면 평소에는 느낄 수 없었던 통증이나 근육의 꿈틀거림 등 미묘한 감각을 느낄 수 있다. 마음을 집중한 채 계속해서 바라보면 경미한 통증은 쉬 사라진다.

중증인 경우에는 통증이 참을 수 없을 만큼 심해지기도 한다. 그래도 중간에 움직이지 않고 계속해서 집중하며 바라보면 통증은 사라지게 되어 있다. 집중이 안 될 때는 마음속으로 해당 부위를 바라보며 "통증, 통증, 통증"이라고 되뇌이면 몰입하기가 한결 쉽다. 이때도 해당 부위의 건강한 이미지를 떠올리며 하는 것이 좀 더 효과적이다. 수행 중에 발생한 통증이 심해져 정 참을 수 없을 때는 몸을 움직이면 통증은 금세 사라져 버린다.

3차 자가 치유

잠의 마법 도중 잠이 들었다 깨어났을 때 하는 방법이다. 잠에서 깨어났을 때는 먼저 손과 발끝은 물론 온몸에 온기가 흐르는지 점검한 뒤, 따스한 상태에서 자가 치유에 들어갈 수 있지만 냉기가 감돈다면 종식법을 통해 찬 기운을 없앤 뒤 시행해야 한다. 방법은 2차 자가 치유법과 동일하다.

   이상에서 살펴본 자가 치유법은 잘만 활용하면 강력한 자연 치유력을 유도할 수 있다. 어떤 질병에 상관없이 적용할 수 있다. 그동안 수많은 사람이 내 강의를 듣고 찾아와 상담을 하였다. 처음에는 '설마 그렇게 될 수 있을까?' 하며 의심하는 것이 보통이지만 어렵지 않게 자신의 몸에 적용할 수 있기 때문에 해본 사람들은 의구심을 내려놓고 찬사를 늘어놓는다.

   여러 번 강조하지만, 자가 치유 능력을 배가하기 위해서는 오장육부의 생리·병리현상은 물론 제시된 장부의 이미지를 명확히 기억할수록 유리하다. 입면의식 단계에서 입력해도 좋지만, 좀 더 강력한 치유효과를 보기 위해서는 심신이 완전히 이완된 상태인 잠의 마법 도중의 고요함을 유지하는 정의 상황이 훨씬 뛰어나다.

...
오장육부를 마음의 빛으로 투영하는 이미지 힐링법

잠의 마법을 통해 자가 치유력을 높이기 위해서는 기본적으로 우리 몸속에 소재한 오장육부의 생생한 모양과 기능은 물론 병적 현상이 왜 발생하는지 이해하는 일이다. 특정 장부를 명확하게 이미지화할수록 자연 치유력을 높일 수 있고, 장부 간의 균형을 회복하는 데 유리하기 때문이다. 장부의 기능이나 병리적인 현상 등을 기억하기 어렵다면, 최소 장부의 모양만이라도 수시로 눈으로 익혀 이미지화 해두고 다음과 같이 적용해보자.

50대 초반에 중소기업을 운영하는 한 남성이 있었다. 그는 사업상의 극심한 스트레스와 함께 거래처 사람들을 접대하는 일로 밤늦게까지 이어지는 술자리가 잦았다. 이 때문에 숙취와 피로감이 동반돼 몸은 천근만근이 된 채 점심 무렵에야 겨우 출근하는 경우가 많았다. 그래서 몸에 좋다는 보약은 물론 정력제를 상복하고 있었다. 그러다 오른쪽 상복부에 간헐적인 통증이 있어 병원에 가보니 아주 심한 '알콜성

지방간'이라는 진단이 내려졌다.

　그에게 권한 방법은 다름 아닌 잠의 마법의 기초편인 입면의식을 할 때 아주 건강한 간과 담의 모양을 생생하게 이미지화하고 자신의 간에 축적된 지방이 녹아내려 깨끗해진다고 반복 입력하라는 것이었다. 동시에 밝고 눈부신 청색의 빛이 온몸을 감싼 채 간 부위에 투사된다고 이미지화하라고 일러주었다. 집중이 안 될 때는 오른쪽 손을 우측 갈비뼈 아래쪽에 위치한 간담 부위에 얹고 해보라고 했다. 그러고 나서는 아침 기상시간을 반복해서 입력하고, 이어 활기 넘치는 모습으로 일어나 가벼운 체조를 하고, 생기발랄하게 출근하여 거래처 사람들과도 화기애애하게 업무 협의를 하고, 집으로 돌아와서는 편안한 마음으로 입면의식에 이어 잠의 마법을 수행하는 모습을 버릇처럼 그려보라는 거였다. 몇 주가 지나면서 그는 놀라운 변화를 거듭하였다. 매일 밤 잠의 마법을 실행하면서 간에 부담을 주는 보약과 정력제를 끊고, 음주량도 줄이고 소식을 하니 몸이 한결 가볍다는 거였다.

　다른 질병 역시 마찬가지다. 우리 몸의 질병은 무관심에 따른 해당 장기의 긴장에서 비롯된다. 따라서 상세 이완법에서처럼 몸의 관절과 장기들을 마음으로 바라보며 관심만 쏟아도 이완이 이루어져 건강을 유지할 수 있다. 특히 자신의 취약 부위는 입면의식과 잠의 마법을 통해 건강해진 모습을 이미지화하여 자가 치유력을 동원하면 병원이나 약국의 의존도에서 많은 부분 벗어날 수 있다.

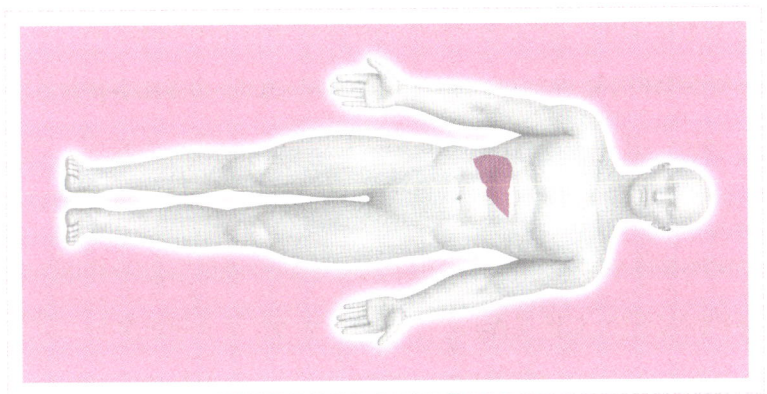

오장육부를 마음의 빛으로 투영하는 이미지 힐링법

장기와 음양오행의 관계

오행	목(木)	화(火)	토(土)	금(金)	수(水)
오방	동	남	중	서	북
오계	봄	여름	늦여름	가을	겨울
오색	청	적	황	백	흑
오미	신맛	쓴맛	단맛	매운맛	짠맛
오취	누린내	탄내	단내	비린내	썩은내
오장	간	심·심포	비	폐	신
육부	담	삼초·소장	위	대장	방광
십이경락	족궐음간경 족소양담경	수소음심장경 수태양소장경 수궐음심포경 수소양삼초경	태음비장경 족양명위경	수태음폐경 수양명대장경	족소음신장경 족태양방광경

위 표를 참조하여 장부의 특징을 기억해두자. 자가 치유력을 높이기 위해서는 자신의 취약한 장부의 이미지를 눈감고도 명확히 떠올릴 수

있도록 반복해서 입력해야 한다. 특히 장부와 관련한 다섯 가지 색상 역시 기억해두었다가 마음의 빛으로 투영해보자. 치유효과를 배가할 수 있는 수단이 될 것이다.

간과 담肝膽의 생리·병리

오행 중 목木에 해당하는 장부는 음陰의 간장과 양陽의 담낭이 부부관계라 할 수 있는 음양관계를 맺고 우리 몸의 근육, 신경, 손발톱, 눈과 상호 연계작용을 하면서 혈액대사, 발열, 영양대사, 해독 등에 관여하고 있다.

  동양의학에서 말하는 간은 단지 해부학상의 간장만을 의미하지 않는다. 동양의학에서의 오장육부작용은 상호 유기적인 연대를 맺을 뿐 아니라 각각의 장부는 물론 방계기관의 기능까지도 포함된 전체적인 의미를 함축하고 있다. 따라서 간계肝系라고 할 때는 앞에서 말한 근육, 신경, 눈과 같은 계통적인 기관과 기능까지를 포함하고 있는 것이다.

  간의 생리작용에 대해서 대략 다섯 가지로 압축하여 말하면, 맨 먼저 대사작용을 들 수 있다. 구체적으로 포도당(탄수화물)대사와 단백질대사, 지방대사가 있는데 이러한 물질대사를 증대시킴으로써 골격근과 함께 우리 몸의 체온을 유지하는 열 발생원을 생성하기도 한다.

  둘째, 담즙배설작용이다. 담즙은 지방의 소화와 지용성 비타민, 그

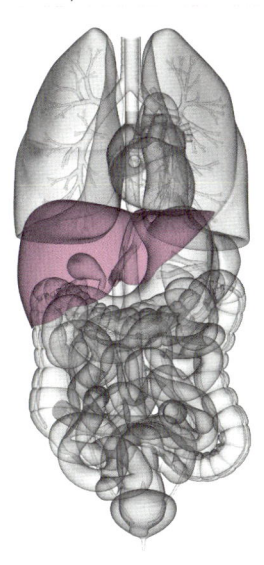

간과 담의 위치

리고 철분이나 칼슘 등의 흡수를 촉진할 뿐 아니라 약물 등의 독성을 체외로 배설시키기도 한다.

셋째, 해독작용이다. 독극물이나 약물 그리고 우리 몸에서 생긴 유해물질을 처리하고 혈액 속의 불필요한 물질을 배설시킨다.

넷째, 혈액량의 조절이다. 간장은 혈관이 풍부하여 예비 혈액을 비축하고 있다가 급작스런 충격이나 상처로 인해 문제 발생 시 혈액량을 조절해준다.

다섯째로, 다양한 인자를 만들어 혈액의 출혈 시 응고작용을 한다.

한마디로 간은 하는 일이 500가지도 넘는 우리 몸의 화학공장이라 할 수 있다. 하는 일이 많은 만큼 일차적인 병의 원인도 간에서 비롯된다. 많은 병적인 것들이 간을 노리고 있다.

심장, 소장의 생리·병리

오행 중 화*에 해당하는 장부는 음에 해당하는 심장과 양에 배당되는 소장으로 나뉜다. 또한 우리가 흔히 '심보가 나쁘다' 할 때의 마음을 상징하는 형체가 없는 장부인 심포와 삼초 역시 여기에 배당된다. 이들은 혈관, 혀, 양손 등과 관련이 깊고 영양소 및 각종 필수인자와 노폐물 등을 수송하며 체온을 일으키거나 과도한 열을 발산시키는 등의 조절작용을 한다.

동양의학에서 심장을 군주지관, 즉 군왕이라 한 것은 "몸 전체가 심장이다"라는 말과 상통한다. 우리 몸 구석구석을 혈관으로 연결하고 있는 심장은 적혈구를 통한 생체 자기력과 산소, 열과 영양소 등을 전신에 공급하는 일을 한다. 단순히 심장의 펌핑작용으로 약 9만6천Km에 달하는 혈관을 통해 혈액이 흐르는 것으로 알기 쉽지만, 그렇지만은 않다는 것이다. 세세한 혈액순환은 혈구세포들의 정보작용과 관련이 깊으며 심장의 보다 큰 역할은 동맥과 정맥을 통한 혈액의 유도작

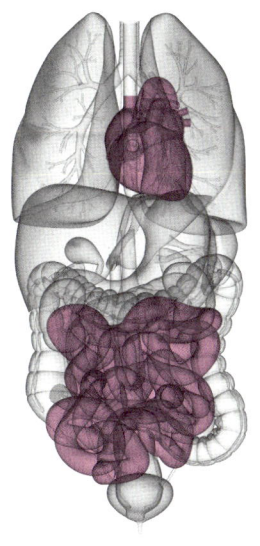

심장과 소장의 위치

용이라 할 것이다. 다시 말해 심장의 가장 중요한 역할은 오장육부가 요구하는 혈액량을 적절하게 순환시키는 것이다.

심장과 음양관계에 있는 소장은 음식물의 소화와 양분 흡수를 주로 하는 열기관이다. 창자의 길이는 식성과 관련되어 있어 초식동물은 길고 육식동물은 비교적 짧다. 초식동물인 소는 몸길이의 22배 정도이고 사람은 몸길이의 다섯 배 정도로 육식동물에 가깝다. 소장과 대장 사이에 위치한 충수, 일명 맹장으로 불리는 조그마한 기관이 있다. 보통 아무 일도 하지 않는 '눈먼 창자'로 인식하여 수술로 제거해버리는데, 이는 아주 잘못된 것이다. 맹장은 더운 열기의 소장과 찬 기운의 대장 사이에서 열을 조절하는 중요 기관이다. 아무 쓸모없이 우리 몸에 존재하는 것은 없다.

비장과 위의 생리·병리

오행 중의 토에 해당하는 장부는 음인 비장과 양인 위장이 음양관계로서 부부관계를 유지하며 음식물을 소화 흡수할 뿐 아니라 이를 저장하였다가 각 장부에 해당 영양물질을 공급하는 중요한 임무를 맡고 있다.

 일반적으로 비장의 작용은 일정기간이 지난 적혈구를 파괴하여 철분 등을 재활용하고 림프구를 생성하기도 한다. 또한 비장은 면역항체를 만듦과 동시에 체내에 침입한 각종 병원체를 박멸하기도 하는데, 이러한 면역 기능을 주로 담당하는 간 기능이 약화될 때는 비장이 부담을 안게 된다. 그래서 간경화 등으로 간이 단단해져 혈액을 저장하지 못할 때는 더 많은 양의 피가 비장으로 유입되어 이상적으로 커지게 되기도 한다. 비장은 혈액의 저장과 조혈작용에도 관여하고 있다. 비장과 더불어 소화기계에 속하는 췌장은 인슐린을 통해 체내의 신진대사를 돕고 있다.

 일반적으로 입을 통해 들어온 음식물은 일차적으로 치아에 의해 적

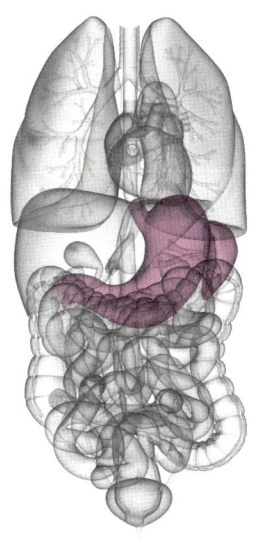

비장과 위의 위치

당히 부수어지며 타액과 섞인 후 식도를 통해 밥통인 위로 보내진다. 위에 음식이 들어오면 보통 3~4시간 머무는 동안 일정한 간격으로 일어나는 연동운동으로 위액과 섞이며 유문부의 맷돌과 같은 운동을 통해 더욱 잘게 부수어진 상태에서 소장으로 넘어간다. 위액은 하루에 대략 2~3리터 정도가 분비되며, 위에서는 물, 알코올, 약 등이 흡수된다.

폐, 대장의 생리·병리

오행 중 금^金에 해당하는 장부는 음인 폐와 양인 대장이 음양관계를 유지하며 우리 몸의 호흡을 담당한다. 폐는 코를 통한 호흡을 주관하고 대장은 피부호흡을 담당한다. 폐와 대장은 간담이나 비위와 같이 밀접한 연계작용이 없는 것 같지만 그렇지 않다. 폐와 대장은 횡격막을 경계로 상하에 위치하며 호흡 조절을 통해서 신체의 외기압과 내기압을 조정하는 임무를 맡고 있다.

호흡에는 폐호흡과 피부호흡 두 가지가 있는데, 폐호흡도 중요하지만 피부호흡 역시 잠의 마법에서는 매우 중요하다. 생리적인 측면에서 보아도 좌우 두 개의 폐 중 어느 한쪽을 떼어내어도 생명에는 큰 지장이 없지만 피부의 경우에는 전체의 1/3 정도만 화상을 입어도 모공을 통한 체온 조절이 안 되어 죽음에 이를 수 있다.

피부호흡은 모공을 통해서 하는데, 주로 양기가 많고 인체의 활동량도 많은 아침이나 낮 시간에 모공이 열리며 활발하게 운용된다. 음장부인 폐호흡은 상대적으로 활동량이 줄고 에너지가 덜 필요한 저녁의 수면시간에 오히려 증대된다.

폐와 피부를 통한 호흡은 우리의 생명 유지에 절대적인 역할을 하고 있다. 물질화된 음식은 열흘 넘게 먹지 않아도 생명을 유지할 수 있으나 호흡을 통한 산소와 무형의 에너지인 자기력은 단 몇 분만 공급되

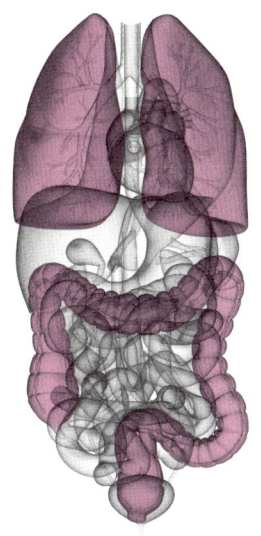

폐와 대장의 위치

지 않아도 생명을 잃게 된다. 이렇듯 중요한 역할을 하는 폐부는 그래서 어느 장부보다도 질병현상에 민감하게 반응하고 감염도 빠르게 진행된다. 감기가 대표적인 증상이다.

■

신장, 방광의 생리·병리

오행 중 수水에 해당하는 장부는 음인 신장과 양인 방광이 서로 음양관계를 유지하면서 체액계, 골치계, 관절계, 모발계, 혈상, 모혈 등 생명의 근원을 이루는 다양한 부분의 생리현상에 관여하고 있다.

특히 동양의학에서 말하는 신腎의 개념은 해부학상의 협의의 콩팥만을 의미하는 게 아니라 앞에서 말한 모든 기능까지 포함한 광의의 계통적 의미를 포괄하고 있다. 그래서 체액계라고 할 때는 혈액, 림프액, 체액, 점막액, 눈물, 콧물, 침, 소화액, 정액, 오줌 등 물의 형태를 보이는 거의 모든 것의 생성과 작용에 직간접으로 관여하고 있는 것으로 파악한다.

골치계란 우리 몸의 뼈대를 이루는 각종 뼈와 치아의 생성과 유지를 말하며, 관절계란 뼈와 뼈 사이를 이어주는 각종 관절의 관절액을 통해 조절하는 것을 말한다. 그리고 모발과 우리 몸의 귀, 눈, 코, 입, 요도, 질, 항문 등과도 깊은 관련을 가지며, 체표의 모공을 통해서는 체온을 조절하고 있다.

이러한 다양한 기능의 허실 상태를 육안으로만 주의 깊게 살펴봐도 신계의 건강 여부를 알아낼 수 있다. 즉, 치아의 상태로 뼈의 건강 여부를, 모발로는 호르몬의 균형 여부를, 오줌으로는 혈액의 농도를, 귀의 형태와 성능으로는 콩팥 기능을 비롯한 뇌의 기능도 알아볼 수 있다. 또한 몸이 붓는 것은 수액대사가 원활하지 못한 것으로 신 기능의 저하를 엿볼 수 있다.

신장 계통의 에너지를 조절하는 수기水氣의 성질은 안으로 갈무리하

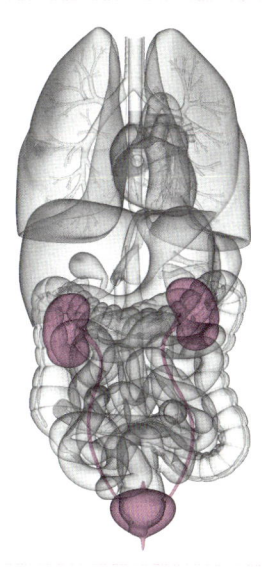

신장과 방광의 위치

는 힘이다. 계절로는 겨울에 해당되는데, 이때는 상대적으로 활동량을 줄여 각 조직의 원동력이 되는 인체 내의 영기(榮氣)를 저축해야 한다. 자연의 순리에 따라 생활하는 동물들을 보자. 대부분 활동량을 최대한 억제하거나 아예 겨울잠을 자면서 에너지를 비축한다. 대자연의 순리를 저버리지 않는 것이 곧 건강한 삶을 누릴 수 있는 방법일 것이다.

03

이른 아침, 몸속의 독소를 배출하라

우리 몸은 언제 가장 많은 독소를 배출할까. 정상이라면 아침이다. 잠을 자는 동안 축적된 노폐물은 물론 몸에 해로운 독소를 기상시간에 맞추어 대소변으로 내보낼 준비를 한다. 아침에 정상적인 대소변의 배출이 이루어지지 않으면 여러 가지 문제가 야기된다. 대표적인 현상이 변비다. 변비의 주요한 원인 중에 하나는 수분 부족이다. 이는 곧 몸속의 독소가 원활하게 배출되지 않고 있다는 반증이기도 하다.

   대장의 주요한 기능은 수분 조절을 하는 데 있다. 체내 수분이 부족하다 싶으면 내보내야 될 변을 붙들고 최대한 흡수한다. 그러다 보니 수분을 탈취당한 변은 굳고 딱딱해져 대장의 연동운동에도 쉽사리 움직이지 않고 정체되어 변비를 유발한다. 수분 섭취가 어려운 산에 사는 토끼나 산양의 배설물을 보면 동글동글 딱딱한데, 바로 이러한 이유에서다.

원활하게 배변이 이루어지지 않고 장내에 정체되면 다량의 유독한 가스가 발생하기 마련이다. 이 유독가스는 혈액으로 유입되어 세포의 기능을 약화시키는 것은 물론 인체에 다양한 병적 현상, 즉 작게는 피부 트러블이나 두통 등에서부터 각종 중증 질병을 유발하는 원인을 제공한다. 한때 전 세계인의 식탁을 공포로 몰아갔던 광우병의 원인이 바로 장내에서 발생한 유독가스 때문이었다. 초식동물인 소에게 동물의 내장을 먹이로 만들어 먹였으니 소화가 안 된 사료는 부패해 유독가스를 발생시켰고, 상대적으로 가벼운 가스는 혈액을 통해 몸의 상부인 뇌로 유입되었으니 미치지 않고 배길 수 있었겠는가! 우리 몸도 마찬가지다. 몸의 독소를 배출하는 게 무엇보다 중요하다.

...

이른 아침, 복부 마사지로 가뿐한 몸을 만들어라

나는 잠의 마법을 시행한 초기에는 이른 아침 기상과 함께 생수 한 컵을 마시고 다시 잠자리에 누워 디톡스를 행했다. 방법은 간단하다. 편안하게 바로 누워 양손을 비벼 따뜻하게 한 다음 배꼽을 중심으로 시계 방향으로 복부 마사지를 한다. 소장과 대장은 배꼽을 중심으로 시계 방향으로 돌아가며 배치되어 있기 때문이다. 우리 몸의 손바닥과 손가락 끝에서는 다른 곳에 비해 각 세포들과 공명을 일으킬 내 마음의 정보를 담은 에너지가 다량 배출된다. '어머니 손이 약손'이 된 까닭이다. 복부가 따스해지면 마사지를 멈추고 마음을 복부 전체에 집중한 채 소장과 대장의 느낌을 살핀다. 그러다 보면 뱃속의 장이 꿈틀거리며 꼬르륵 꼬르륵 장명(腸鳴)이 나고 가스도 배출되기 시작한다. 그렇게 20~30분 동안 누워서 하면 머리도 한결 맑아지고 몸도 가뿐해진다. 물론 대소변도 원활해진다.

  잠의 마법을 행한 지 10여 년이 지난 요즘에는 가능한 한 수면유도호르몬인 멜라토닌 분비가 활발한 밤 11시에서 새벽 2~3시까지는 숙면시간에 배당하고, 잠자기 전 입면의식 때 새벽 3~4시에 일어날 수 있도록 입력한다. 그럼 거의 어김없이 눈이 뜨인다. 그럼 생수 한 컵을 마시고 다시 자리에 눕는다. 나는 그것을 2차 수면이라고 한다. 이 시간에 본격적인 디톡스를 행할 수 있을 뿐만 아니라 1차 수면을 통해 심신이 이미 편안하게 이완되고 안정되어 있기에 잠의 마법을 보다 깊고 고요하게 행할 수 있다. 대략 2~3시간을 행하고 난 다음 잠자리에서 벗어나 일상적인 일을 시작한다.

  잠의 마법의 주요 수단인 몸에 우주기운을 소통시키는 종식법이 원만하게 이루어질수록 디톡스의 핵심 요건이랄 수 있는 소식과 절식이

자연스럽게 이루어진다. 나 역시 잠의 마법을 행한 초기에는 하루 세 끼를 꼬박꼬박 챙겨 먹었지만, 시간이 지날수록 식사량이 점차 줄어들었다. 2~3년이 지나면서부터는 세 끼에서 점심을 거르는 하루 2식을 주로 하였다. 이유는 아침 점심을 4~5시간 간격으로 들기보다는 12시간 간격을 유지하는 조·석식이 소화 흡수는 물론 음식으로 인해 유발되는 독소를 제거하는 데 훨씬 유리했기 때문이다.

보통 음식물을 섭취하고서 필요한 영양분을 소화 흡수하려면 종류에 따라 차이가 나긴 하지만 대략 7~8시간이 소요된다. 그 이후 위와 소장이 비어 있는 공복시간에 독소를 배출하기 시작한다. 그러니 2식을 한다면 아침과 저녁식사를 12시간 간격으로 하는 게 디톡스에 유리하다.

나는 매일 밤 잠의 마법을 한 탓인지 3년여 전부터는 두 끼도 버거워 한 끼를 먹고 있다. 물론 중간에 간식도 없고 단지 생수와 우려낸 차를 주기적으로 마실 뿐이다. 그래도 체중은 10년여 전과 거의 같다. 아침, 점심을 생략하고 저녁식사만을 하는 이유는 주로 저녁시간에 약속이 많은 탓도 있지만, 또 다른 까닭이 있다.

첫째, 인체의 소화력을 높이려면 식사 후에 비교적 몸의 움직임이 적은 저녁시간이 유리하기 때문이다. 본능에 충실한 동물의 경우를 볼 때도 먹이를 먹은 후에는 활동을 억제하고 편안하게 눕거나 엎드려 소화력을 높인다. 바로 혈액을 최대한 소화기관에 집중하기 위한 자연스런 행동이다.

둘째, 저녁 7시경에 음식물을 먹고서 소화 흡수에 소요되는 7~8시간이 지나면 2차 수면시간, 즉 내가 본격적으로 잠의 마법을 시행하는 새벽 3~4시가 되기 때문이다.

우리 몸은 공복시간이 길수록 몸의 독소를 배출하는 디톡스에 유리하다. 하룻밤 사이 우리의 세포는 수천억 개가 생성되고 소멸된다. 음식물에서 발생한 독소는 물론 죽은 세포에서 생긴 배설되어야 할 것들이 얼마나 많은지를 생각해볼 필요가 있다.

먹는 것에 목숨 걸지 말자

자연 속에서 사는 동물들은 왜 질병에 쉽게 노출되지 않을까? 딱히 일정하게 식사시간을 정하지 않았는데도 굶어죽는 경우는 드물다. 자연의 질서에 순응하기 때문일 것이다. 그런데 인간의 생활방식을 따르는, 인간에게 사육되고 있는 동물들은 인간만큼이나 질병에 쉽게 걸리고 동물병원 신세를 지고 있는 수가 갈수록 늘고 있다. 이는 무엇을 의미하는가? 바로 먹는 것에 문제가 있다는 것이다.

동물은 먹는 것에 욕심을 부리지 않는다. 배가 고플 때만 먹는다. 인간처럼 식사시간을 정해두거나 욕심 부리며 과식을 하지 않는다. 배가 차면 먹잇감이 눈앞에 있어도 무심해진다. 인간처럼 내일을 위해 창고를 채우지도 않는다. 그래서 늘 신선한 먹잇감을 먹을 수 있다.

오늘날 우리 인간사회의 현실을 보라. 일상을 가만 들여다보면 무얼 먹을까를 늘 고민하면서 먹는 것에 목숨 거는 사람이 의외로 많다. 우리의 생명력에 대해 좀 더 깊이 들여다보면 먹는 것보다 훨씬 중요한 문제를 간과하고 있는 것 같다. 생명生命을 우리말로 바꾸면 '목숨'이다. 목숨을 잘 다스린다는 의미가 한자 다스릴 치治에 담겨 있다. 治의 구성은 물 수氵와 코를 의미하는 사사로울 사厶, 그리고 입 구口로 짜여 있다. 땅에서 나는 음기陰氣가 담긴 온갖 먹을거리는 물질적인 에너지원으로서 '목'구멍을 통해 유입되고, 하늘에서 나는 우주의 무한한 무형의 에너지인 양기陽氣는 '코'구멍을 통해 들어온다. 입口을 통해 들어오는 유형의 에너지원과 코를 통해 들어오는 무형의 에너지원이 물氵 흐르듯 원활하게 유입되면 우리 몸은 잘 다스려진다.

그러나 목숨을 부등호로 표시하자면 목<숨으로, 코를 통해 유입되는 숨길이 보다 더 중요하다. 단순 비교가 적절치 않을 수는 있으나, 목구멍을 통해 유입되는 유형의 물질 에너지원은 며칠 혹은 한두 주 먹지 않아도 생명을 잃지는 않는다. 하지만 숨구멍을 통해 유입되는 무형의 에너지원은 단 몇 분만 단절되어도 생명을 잃을 수도 있다.

때문에 수련가에서는 가능한 소식小食을 강조하는 한편 독성이나 약성이 강한 것은 피하고 고유의 성질이 약하고 부드러운 것을 식재료로 사용해왔다. 오히려 식사량에 비해 생명력의 한 축을 이루는 양질의 수분, 즉 생수 마시는 것을 보다 더 중요하게 여겨왔다.

여기에서 더 나아가 심신을 단련하는 모든 수련법에서 먹고 마시는 것보다 중요시한 것은 호흡법이었다. 물론 우리가 굳이 의식하지 않아도 호흡은 이루어진다. 그러나 우리 몸의 주인인 마음이 깨어 있는가 아닌가에 따라 엄청난 차이를 지니는 게 호흡법이다.

이러한 사실로 미루어 볼 때, 영양학적인 수치로는 설명할 수 없는 생명의 법칙이 존재함을 알 수 있다. 먹는 문제는 집 주변의 자연에서 길러낸 제철의 식재료를 통해 충분히 해결할 수 있다. 특별한 음식을 찾아다니지 않아도 된다는 말이다. 오늘날 우리를 고통으로 몰아넣는 수많은 질병이 너무 지나치게 먹어서 문제가 되지, 영양부족으로 일어난 질병은 거의 없다는 점을 생각해보아야 한다.

우리는 하루 세 끼를 꼭 채워야 된다는 강박관념에 사로잡혀 있다. 주변에서 쉽게 볼 수 있는 고양이나 개와 같은 동물에게 질병이 발생했을 때, 유심히 살펴보면 스스로 치유함을 볼 수 있다. 편안한 장소를 택해 사나흘 동안 꼼짝도 않고 단식을 감행한다. 음식물을 소화시키는 데 소비되는 에너지를 최대한 줄여 면역력을 확보하기 위한 수단인 것이다. 우리는 어떠한가. 사나흘 굶으면 해결될 것을 '먹고 죽은 귀신은 때깔도 좋다'거나 '기운차려야 된다'며 억지로 먹지는 않는가!

04

뇌를 깨우는 마사지법

몸 바라보기로 몸속의 독소를 해소했다면 이제는 잠자리에서 일어나 앉아 상쾌한 아침을 맞이할 간단한 운동법이 있다. 바로 고대 동양인들이 양생의 한 방편으로 삼았던, 윗니와 아랫니를 일정한 리듬으로 부딪치는 고치법(叩齒法)이다. 간단하게 행할 수 있지만 효과는 생각 이상으로 뛰어나다.

    매일 아침 기상과 함께 낮의 양기(陽氣)를 받아들이는 데 이만큼 간단하고 손쉬운 방법은 그리 많지 않다. 브레인 증후군에 시달리는 현대인에겐 요긴한 방법이 될 것이다. 일상생활 중에도 짬을 내 언제든 시행할 수 있다.

현대인에게 꼭 필요한 뇌 긴장 이완법, 고치법

고치법은 손을 활용하지 않고 뇌를 자극할 수 있는 방법으로 치아를 상하로 부딪쳐 턱관절인 하악골과 상악골의 운동으로 인해 안면은 물론 뇌의 혈액순환도 원활하게 해준다. 도가의 경전들을 정리하여 엮은 《운급칠첨雲笈七籤》에 실린 고치법의 실천방법을 간단히 살펴보자.

수면을 마치고 아침에 일어나면, 반가부좌나 양반 자세로 편안하게 침상에 앉는다. 양손은 손바닥이 하늘을 향하게 한 다음 무릎에 가까운 허벅지 위에 올려놓고 눈을 지그시 감으며 혀는 가볍게 입천장에 닿게 한다. 허리는 곧게 펴고 마음으로 몸 전체의 모습을 그려본 뒤 아랫니와 윗니를 딱딱 소리가 나게 부딪친다. 한 번에 보통 36회를 마음속으로 세어가면서 부딪친다. 숫자를 세는 것은 집중하기 위한 방편이다. 경우에 따라 횟수는 여건 따라 정해도 된다.

일정한 리듬으로 윗니와 아랫니를 부딪치면 자연스럽게 입에 침이 고이게 되는데, 기수련을 하는 사람들은 이를 영약靈藥 중에 영약이라며 소화기계 질환이 있는 사람들에게 특별히 권할 만큼 효과가 탁월하다. 특히 귀밑샘과 혀밑샘, 그리고 턱밑샘에서 분비되는 침은 소화기관을 정화시키는 데 중요한 역할을 한다. 고치법을 마치고 나서 입에 고인 침을 세 번에 나누어 삼키는 것만으로도 위장질환을 치유하는 데 상당한 도움이 된다.

고치법은 특히 운동시간이 부족한 현대인이 장소와 시간에 구애받지 않고 할 수 있는 뇌 긴장 이완법이라는 점에서 새겨둘 만하다. 고치법을 이용하면 중요한 회의에 앞서 짧은 시간에 긴장을 해소할 수 있다. 야구선수들이 타석에 들어서서 질겅질겅 껌을 씹는 것도 극도로 긴장된 순간의 불안과 공포를 해소하기 위한 일종의 고치법이다. 악관절의 움직임은 머리 쪽의 혈류를 원활하게 하고 부딪치는 소리는 뇌세포에 공명을 일으켜 긴장을 해소하기 때문이다.

인체기관 중에서 치아만큼 건강 상태를 잘 드러내는 게 있을까. 연세 지긋한 분의 건강 상태를 파악하는 척도는 치아다. 장수의 나라로 알려진 일본 후생성의 발표에 따르면, 노인성 치매환자의 대부분은 치아가 없으며 있을지라도 음식을 먹을 때 잘 씹지 않는 사람들이라고 한다. 이는 곧 음식물을 오래 씹으면 소화작용에도 도움이 될 뿐만 아니라 뇌를 자극하여 치매도 예방할 수 있다는 반증이다. 치아가 흔들리거나 잇몸질환이 있는 사람에게도 고치법은 상당히 유용하다.

우리 속담에 자주 사용되는 '돌쩌귀는 녹이 슬지 않는다'고 했다. 특히 요즘 아이들은 달고 부드러운 음식만을 좋아해 상대적으로 충치에 노출될 확률이 높다. 아이들에게도 아침 기상 시나 잠자기 전 36회 정도 주기적으로 고치법을 하게 하면 치아도 튼튼해지고 충치도 예방할 수 있다.

어느 때 어느 곳에서나 손쉽게 행할 수 있는 고치법. 알고 있는 것도 중요하지만 행하지 않으면 무슨 소용이 있겠는가. 단 1분이면 된다. 틈나는 대로 아랫니와 윗니를 부딪쳐 스트레스도 날리고 치아 건강도 확보하자.

...

피부 탄력을 강화하고 흰머리나 탈모를 막아주는
머리 마사지

고치법을 마치고 나서 연이어 할 수 있는 건강 운동법은 누구나 쉽게 할 수 있는 머리 마사지다. 얼굴의 피부에 탄력을 줄 뿐 아니라 흰머리나 새치, 머리 빠짐을 예방할 수 있을 뿐만 아니라 머리카락을 재생할 수도 있다.

근래 들어 너무도 많은 사람들이 흰머리나 새치 때문에 고민하는 경우를 많이 본다. 이미지 관리 때문에 염색이 건강에 좋지 않음을 알면서도 어쩔 수 없이 한다고 한다. '오는 백발 어찌하랴'면서 체념하는 경우도 많은 것 같다. 그만큼 많은 사람들이 상기현상의 주된 원인인 스트레스에 노출되는 빈도가 높다는 반증이기도 하다.

흰머리나 새치가 생겨난다는 것은 머리 쪽에 열이 집중되어 혈액순환이 원활하지 않다는 증거다. 생리적으로야 멜라닌 세포의 이상이라지만, 보다 근본적인 원인은 혈액순환의 부진이라 할 수 있다. 우리 몸을 본중말本中末로 볼 때, 머리 부위는 뿌리에 해당하는 본에 해당하며, 가슴 부위는 중에, 그리고 하복부 및 손발은 끝인 말에 해당한다. 모든 살아 있는 생명은 생명력의 끝인 말까지 원활하게 흘러야만 건강을 유지할 수 있다. 식물을 예로 들면, 생명력이 고갈되기 시작하면 가지 끝부터 메말라가며 점점 뿌리 쪽으로 생명력이 이동하다 결국엔 최후를 맞이한다. 가지와 잎은 섭씨 40도에 노출되어도 수분과 영양분이 유동하면 살지만, 뿌리가 그 정도의 온도에 노출되면 생명력을 이어갈 수 없다.

사람 역시 마찬가지다. 손발은 뜨거워도 괜찮지만 머리로 열이 집중되면 두통이나 어지럼증, 불면증과 같은 병증이 나타나 건강한 생활을 영위하기가 쉽지 않다. 열이 머리로 집중되면 나타나는 대표적인 현상이 바로 흰머리나 새치다. 혈액이 상대적으로 머리에 집중된다는 것은 육체적인 쓰임보다도 스트레스와 같은 마음 씀이 더 많다는 것이다.

이를 해결하기 위해서는 손발을 많이 활용하는 걷기와 같은 운동법이 있지만, 하루 종일 사무실 같은 공간에 있어야 하는 사람이라면 머리 부위를 마사지하는 방법을 권하고 싶다. 우리 몸 가운데 가장 강력한 에너지가 나오는 곳은 손끝이다. 바이오 포톤이나 자기장, 그리고 전기적 에너지를 측정해보면 사람에 따라 다르긴 하지만 다른 부위에 비해 손끝에서 두 배 이상이 발산된다. 따라서 손끝을 빗처럼 세워 두

피 및 얼굴 전체를 두드리거나 마사지해주면 머리도 한결 시원해진다. 틈나는 대로 습관처럼 자주 해주면 두어 달만 해도 놀라운 현상이 일어난다. 순서는 다음과 같다.

1. 먼저 양손바닥을 잘 비벼 따뜻하게 한 후 세수하듯 얼굴 전체를 12회에 걸쳐 마사지한다.

2. 다음엔 양손 끝을 이용해 눈썹 아래 뼈를 따라 눈 안쪽에서 바깥쪽으로 12회 마사지한다.

3. 연이어 눈 아래쪽 뼈를 따라 안에서 바깥쪽으로 부드럽게 선을 긋듯 12회에 걸쳐 마사지한다.

4. 다음엔 귀 앞쪽을 손끝을 이용해 위에서 아래로 내리그으며 12회 마사지해준다.

5. 이제 얼굴 부위는 했으니 손가락을 둥글게 반쯤 말아 손끝을 이용해 머리 앞쪽에서부터 뒤쪽으로 옮겨가며 골고루 12회 정도 두드려준다.

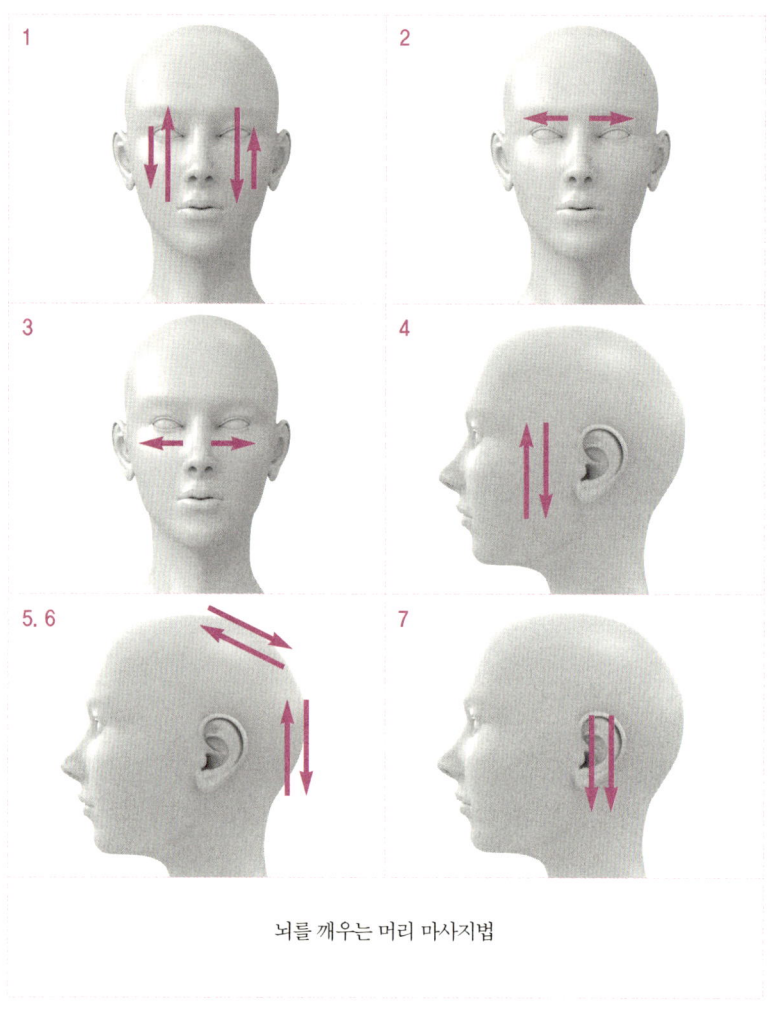

뇌를 깨우는 머리 마사지법

6. 다음엔 손톱을 이용해 양손가락으로 두피 전체를 긁어주듯 마사지한다.

하루 3분, 수면 혁명

7. 마지막으로 귀 전체를 위에서 아래쪽으로 당겨주듯 마사지한다.

몇 분 걸리지는 않지만 머리가 한결 시원해진다. 나는 고치법이나 머리 마사지는 아침 기상 때뿐만 아니라 머리가 무겁고 명징하지 못할 땐 수시로 한다. 그래서인지 필자는 50대 중반이지만 머리카락도 많으며 새치도 거의 없다. 생겼다가도 수시로 하면 몇 주일 만에 다시 검어진다. 일상에서 수시로 적용해보라. 머리로만 인식하기보다 반복적으로 실천해야 자신의 염원을 몸에서 이룰 수 있기 때문이다.

■ 닫는 글

매일 밤, 꾸준히 연습하면 누구나 '잠의 마법'의 달인이 될 수 있다

아무리 좋은 운동법이나 수행법이라도 반복해서 실천하지 않으면 소기의 성과를 얻을 수 없다. 몸에 익은 체득만이 심신을 늘 맑고 밝게 할 수 있다. 뇌의 기억에는 일정한 법칙이 있을 뿐 아니라 의식적인 기억시간도 한정되어 있다. 매일 일상의 모든 일을 다 기억할 수도 없으며, 사실 기억할 필요가 없는 정보도 많다. 이러한 제어장치가 바로 '해마체'라고 하는 단기기억기관이다.

해마체가 손상되거나 위축되었을 때 나타나는 현상이 치매와 같은 기억장애다. 이 해마체는 오감으로 감각한 사실의 내용을 작게는 몇 초에서 길게는 며칠까지 저장하는 단기기억장치라 할 수 있다. 별로 중요하게 인식하지 않는 사실은 금세 망각해버리고 감정이 강하게 인식된 일에 대해서는 며칠까지 기억해둔다. 이러한 기억 내용을 반복해서 기억할수록 해마체는 기억해야 하는 보다 중요한 정보로 인식하고, 단기기억에서 중장기기억으로 분류하여 보관한다.

뼈에 사무치도록 감정인식이 강한 사실은 본인도 모르게 쉴 새 없이 되새기고 또 되새기다 보니 평생 가슴에 사무친 한(恨)이 되기도 한다. 이러한 부정적인 인식의 기억이 보다 오래 남는 것은 한 맺힌 것을 복수하겠다며 반복적으로 기억을 되새기기 때문이다. 이러한 문화적인 현상을 그대로 반영한 것이 화병이다. 우리나라 사람에게 특히 많다는 화병이나 울화병은 원한에 사무쳐 잊지 못하고 늘 가슴에 품고서 수도 없이 머릿속에 떠올리기를 반복하기 때문에 발생하는 정신질환이다. 미국정신과협회에서는 1996년 화병을 문화 관련 증후군의 하나로 등록했는데, 우리의 발음을 가차해 'hwa-byung'이라 명명했을 정도다.

이와 같이 어떠한 사실을 반복적으로 재인식하다 보면 뇌는 단기기억에서 중기와 장기기억으로 넘어가게 된다. 운동선수들이 어떠한 동작을 무수히 반복적으로 하다보면 그러한 동작이 몸에 익게 되는데, 이것이 바로 반복적인 기억을 통한 체득이다. 우리가 일상에서 자신도 모르게 습관적으로 하는 버릇 역시 이러한 체득의 원리에 의한 것이다. 이러한 원리 때문에 반복적인 생각은 언어가 되어 나오고, 언어는 행동을 유발하여 습관을 만드는 데, 이러한 반복적인 습관이 곧 우리의 운명이 된다. 반복적으로 좋은 생각을 하거나 자신이 설정한 삶의 목표를 되새기다 보면 결국엔 이루어지게 되는 원리가 바로 몸을 통한 체득의 원리인 것이다.

주변에서 보면 으레 '나이드니 이제 기억이 깜빡깜빡하네' 하면서 건망증과 같은 일시적인 기억장애를 당연한 것으로 받아들이곤 한다. 이는 젊었을 때에 비해 일상생활이 산만하여 기억해야 할 것에 대한 주의력이 분산되기 때문에 나타나는 현상이다. 중요한 사안은 집중력을 발휘하여 반복해서 기억하다 보면 기억력 감퇴를 막을 수 있다. 기억력 감퇴를 나이 탓으로 돌리지 말고 반복학습을 하다보면 기억력은 되살아난다. 일례로 주변 사람들의 전화번호에 대한 기억을 떠올려보자. 쉽게 저장할 수 있는 핸드폰 사용이 잦아지면서 예전처럼 반복적으로 기억하지 않기 때문에 이제는 집 전화번호도 잘 떠오르지 않는다.

어떠한 사안에 대해 반복적으로 되새기면 단기기억장치에서 중기를 거쳐 장기기억으로 남게 되는 게 우리 뇌와 몸의 기억체계라는 점을 인식할 필요가 있다. 잠의 마법 역시 처음에는 복잡하고, 자신도 모르게 잠 속으로 빠져들어 수행의 진전이 없는 것 같지만 그렇지 않다. 꾸준한 반복을 통해 몸에 완전히 체득되면 잠 속에서도 자동으로 인식하여 실행하게 되어 있다. 혹 잠들었다 중간에 깨어나게 될지라도 화장실 갈 일이 없다면 종식법부터 다시 시작하면 된다. 수행이란 반복훈련이 무엇보다 중요하다. 그래야 영성의 승화를 위한 마음의 화평을 이룰 수 있다.

《채근담菜根譚》에 "성질이 조급하고 마음이 거친 자는 하나의 일도 이루기 어렵고, 마음이 조화롭고 기운이 평화로운 사람에게는 세상의 모든 복이 저절로 모여든다性躁心粗者一事無成, 心和氣平者百福自集"고 했다.

잠의 마법은 바쁜 현대인에게 적합한 심신 단련법이다. 시간과 장소에 관계없이 잠자리에서 행할 수 있으니, 지금 당장 마음만 먹으면 오늘 밤부터 곧바로 시행할 수 있다. 심신일체라 했지만 우리 몸의 주인은 마음이다. 하고자 하는 마음이 중요하다. 모두가 잠의 마법을 채득하여 밝고 건강한 생활을 영위하길 간절하게 빌어본다.